国家癌症中心肿瘤专家答疑丛书

应对**肾癌**专家谈

YINGDUISHENAI ZHUANJIATAN

马建辉　主编

中国协和医科大学出版社

图书在版编目（CIP）数据

应对肾癌专家谈 / 马建辉主编. —北京：中国协和医科大学出版社，2013.10

（国家癌症中心癌症专家答疑丛书）

ISBN 978-7-81136-935-9

Ⅰ. ①应… Ⅱ. ①马… Ⅲ. ①肾癌-诊疗 Ⅳ. ①R737.11

中国版本图书馆 CIP 数据核字（2013）第 178064 号

国家癌症中心肿瘤专家答疑丛书

应对肾癌专家谈

主　　编：马建辉
责任编辑：吴桂梅

出版发行：中国协和医科大学出版社
　　　　　（北京东单三条九号　邮编 100730　电话 65260378）
网　　址：www. pumcp. com
经　　销：新华书店总店北京发行所
印　　刷：北京佳艺恒彩印刷有限公司

开　　本：710×1000　1/16 开
印　　张：17.5
字　　数：190 千字
版　　次：2014 年 4 月第 1 版　　2014 年 4 月第 1 次印刷
印　　数：1—5000
定　　价：29.80 元

ISBN 978-7-81136-935-9

国家癌症中心肿瘤专家答疑丛书

应对肾癌专家谈

主　编：马建辉

副主编：戴景蕊　周爱萍

编　者（按姓氏笔画排序）：

马建辉	王 力	王 铸	王 燕	王子平
王珊珊	王海燕	王维虎	王懋杰	车轶群
丛明华	叶霈智	田爱平	乔友林	刘 炬
刘 敏	刘 鹏	刘跃平	吕 宁	孙 莉
孙 燕	朱 宇	毕新刚	许潇天	闫 东
齐 军	何 昕	吴 宁	吴秀红	吴宗勇
吴晓明	张海增	张燕文	李 宁	李 槐
李俊岭	李树婷	李彩云	李喜莹	李雅志
杜春霞	杨宏丽	陆士新	陈万青	周冬燕
周爱萍	易俊林	郑 闪	郑 容	姚利琴
姚雪松	宣立学	赵 平	赵方辉	赵东兵
赵京文	赵国华	赵维齐	唐平章	徐 波
徐志坚	耿敬芝	袁正光	高 佳	屠规益
黄初林	黄国俊	黄晓东	储大同	彭 涛
程书钧	董莹莹	董雅倩	蒋顺玲	韩彬彬
戴景蕊	魏葆珺			

近些年来，随着我国的城镇化和人口老龄化不断加快，"癌症"这个词汇越来越频繁地出现在各种媒体，成为大众关注的话题。据统计，从世界范围来看，癌症发病率约以年均 3% 左右的速度递增，现已成为人类第一位死因。《2012 中国肿瘤登记年报》统计，我国每年新发癌症病例 350 万，约 250 万人被癌症夺去生命。今后 10 年，中国的癌症发病率与死亡率仍将继续攀升。癌症耗费了大量的卫生资源，给整个社会造成了巨大的压力，也给癌症患者和家庭带来了身体上和精神上的痛苦以及沉重的经济负担。由于大多数晚期癌症疗效欠佳，所费不菲，这使得大众误以为所有的癌症都难以治愈且代价高昂，由此对癌症产生了恐惧心理。然而事实上并非如此，国际抗癌联盟（UICC）2010 年发表的研究结果，1/3 的癌症是可以预防的，1/3 的癌症是可以治愈的。如果能做到积极预防、及早发现、规范治疗，大多数癌症是有希望治好的。

在这场人类与癌症之间展开的没有硝烟的战斗中，仅仅凭借医务人员的努力是远远不够的。作为抗击癌症的主力军，医务人员不仅需要在治疗病患方面尽心竭力，还要将正确的抗癌知识通过各种形式的科普宣传与社会各界所有关心抗癌事业的人士分享，让更多的人正确的认识癌症。要将全社会各个层面的医疗活动的参与者都吸引到这个抗击癌症的队伍中来，政府、社会、防治机构、医务人员、研究人员、患者和家属，以及各界的热心人士携手并肩，汇聚力量，共同抗击癌症。

中国医学科学院肿瘤医院作为国家癌症中心的依托机构，拥有专业的医疗团队和先进的医疗水平，在肿瘤预防、肿瘤研究、早诊早治、多学科综合治疗等领域都做了大量的工作，取得了很多成绩。中国医学科学院肿瘤医院很早就认识到肿瘤防治需要社会的广泛参与，认识到防癌科普宣传的重要意义，长期以来不遗余力的通过报纸、电视、出版物、公益活动等多种形式普及癌症的防治知识。《国家癌症中心肿瘤专家答疑丛书》就是中国医学科学院肿瘤医院的名医专家们为大众奉献的一部内容新颖、形式生动的防癌科普丛书。

这部科普丛书涵盖了常见的 18 个癌种，通俗易懂、图文并茂，从癌症预防、研究到临床等多个不同角度深入浅出地解析肿瘤防治知识。充分体现了作者们传播健康生活方式、倡导正确防癌治癌的理念。希望广大读者能从中受益，拥有更加健康、更高质量的生活，享受更加美好的明天。

中国科学院院士

中国医学科学院肿瘤医院院长

2013 年 12 月

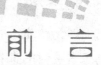

前　言

　　从全球发达国家癌症的发病规律中，我们看到癌症的发病率在一定阶段随经济的快速发展而呈增长趋势。在社会、人们给予普遍重视并采取相应措施之后，发病状况将逐渐趋缓。人类在攻克癌症的科学探索中取得的每一点进步，都将对降低癌症的发病率、提高癌症的治愈率起到不可低估的作用。我国目前正处在癌症的高发阶段，我们常常听到、看到以及周围的同事、亲友都有癌症发生，癌症离我们越来越近，癌症就在我们身边。癌症究竟是怎么回事，怎样才能减少患癌症的风险，得了癌症怎么办……，这些都是癌症患者、家属乃至大众问得最多的问题。为了帮助大家解除疑惑，了解更多相关知识，在癌症的治疗、康复和预防上给予专业性的指导，我们编写了这套丛书，希望能够协助患者、家属正确面对癌症，以科学的态度勇敢地与医务工作者共同战胜疾病。

　　《国家癌症中心肿瘤专家答疑丛书》（以下简称《丛书》）包括肺癌、胃癌、结直肠癌、肝癌、食管癌、膀胱癌、胰腺癌、淋巴瘤、肾癌、乳腺癌、宫颈癌、卵巢癌、鼻咽癌、下咽癌、喉癌、甲状腺癌、脑瘤、骨与软组织肿瘤等 18 种常见癌症，分为 18 个分册，方便读者选用。《丛书》以癌症的诊断、治疗、预防和康复为主线，介绍了癌症的临床表现、诊断、治疗方法、复查、预防与查体、心理调节以及认识癌症、病因的探究、如何就诊等相关内容。书后附有治疗癌症的案例供读者参考。书中内容均为当前在癌症预防、诊断、治疗、科研中的最新成果。例如，对一些癌症目前正在探索中的方法进行了客观的介绍；对于癌症的发生原因，也尽量将复杂的专业问题以简洁的语言呈现给读者。书中的观点、方法均以科学研究与临床实践为依据，严谨准确，坚决杜绝用伪科学引导、误导读者，帮助患者适时的选择治疗方法正确就医、康复。《丛书》中应读者需要还纳入了有关营养饮食、心理调节内容，在癌症的治疗康复中扩大了医疗之外的视野，提示患者和家属应更加关注合理的饮食和心理调节的重要性。为了更加贴近患者和家属，《丛书》采取了问答形式，读者找到问题便可以得到答案，方便读者使用。书后的"名家谈肿瘤"，是本书的另一特色，这些权威实用的科普内容，是专家们多年科学研究的成果和临床诊疗经验的总结，是奉献给读者的科普精粹。

《丛书》各册的主编都是长期工作在临床一线的医生，参加《丛书》撰写的作者都是活跃在本专业领域的中青年专家、业务骨干。部分资深专家也加入到编者行列，为了帮助癌症患者，普及科学知识，大家聚集在一起，在繁忙的临床科研教学工作中挤出时间撰写书稿。有的分册在编写前还向患者征集问题或将初稿送患者阅读修改。每本分册都是专家与读者的真诚对话，真心交流，字里行间流露出专家对读者的一片热忱、一份爱心。《丛书》的编写覆盖了肿瘤内科、外科、麻醉、诊断、放疗、病理、检验、药理、营养、护理、肿瘤病因、免疫、流行病学等肿瘤临床、肿瘤基础领域的专业知识，参编专家100余人。有些专家特为本书撰写的稿件已经可以自成一册，因为篇幅所限，只摘取了其中少部分内容。大家都有一个共同的心愿：为读者提供最好的读物。我们邀请肿瘤知名专家陆士新、孙燕、程书钧、黄国俊、屠规益、殷蔚伯、储大同、唐平章、赵平为《丛书》撰稿，他们都欣然同意，在百忙中很快将稿件完成。《丛书》是参与编辑人员集体的奉献。在书稿的编写出版过程中还有很多令人感动的故事，点点滴滴都体现了专家们从事医学科学的职业追求和职业品格，令人敬佩，值得学习。在此，对参加《丛书》撰写的专家、学者及所有人员表示衷心的感谢！还要特别感谢原中国科普研究所所长袁正光教授，从另一角度补上了癌症患者应如何对待死亡一页，为我们能够正视死亡、坦然面对死亡揭开了一层面纱。策划编辑张平同志，在18本《丛书》的组稿、修改、协调、联络全过程中发挥了中心作用，做出了重要贡献，在此对她表示感谢！

《丛书》作为科普读物还存在着许多不足，由于专家们希望为读者提供更多的专业知识，书中的内容、用语仍然偏专业些，为此在每册书的最后都列出了一些专业名词解释，有助于读者进一步学习相关专业知识，提高科学认知。

最后，希望《丛书》能够给予读者更多的帮助。患者在这里可以找到攻克癌症的同盟军，我们将共同努力，为战胜疾病、恢复健康而奋斗。作为科普读物，本书还有诸多不足，请广大读者给予指正。

丛书主编
国家癌症中心副主任
中国医学科学院肿瘤医院党委书记
2013 年 10 月 1 日于北京

目 录

三、治疗方法篇

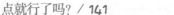

四、 复查与预后篇

七、认识肾癌篇

十一、名家谈肿瘤

十二、名词解释

一、临床表现篇

1. 什么是临床表现？

临床表现是指患者得了某种疾病后身体发生的一系列异常变化。临床表现包括症状和体征。所谓症状就是指患者主观感觉的身体不适或异常表现，如头痛、乏力、吞咽困难等；而体征则是指由医生通过**望诊**、**触诊**、**听诊**查到的客观异常表现，如**听诊**时听到的心脏杂音、**触诊**时触到的肝或脾肿大等。

2. 早期肾癌患者有哪些临床表现？

肾癌早期阶段患者通常没有明显的症状或体征。许多早期肾癌多是在进行健康体检做腹部 B 超或彩超检查时被发现的，医学上将这种肾癌称为无症状肾癌。近年来，由于大家对健康体检越来越重视，这类肾癌发现的比例越来越多，约有 50% 以上的肾癌患者属于无症状肾癌，甚至在国内一些医院就诊的肾癌患者中，无症状肾癌的比例高达 60%~70%。

3. 中晚期肾癌患者常见的临床表现是什么？

中晚期肾癌患者通常会出现患侧腰痛或腰部酸胀、腰腹部肿物、血尿、发热、贫血、消瘦等，甚至有些晚期肾癌患者直到出现转移症状（如肺转移引起的**咯血**，骨转移导致的骨折等）才到医院就诊。但这些症状并非肾癌所特有，其他一些疾病也可以有类似这些表现。所以，如果身体感觉不适，应尽早到医院就诊。

4. 肾癌患者都有哪些临床表现？其发生率各有多少？

肾癌早期患者通常无症状，随着肿瘤的生长，肾癌患者可逐渐出现症状和（或）体征和（或）实验室检查异常。据国内外的文献报道统计，肾癌患者的各种异常表现发生率见下表。

肾癌临床表现的发生率

症状	发生率（%）	症 状	发生率（%）
血尿	56~61	疼痛	51~54
贫血	36~55	高血压	34~38
肿块	27~34	消瘦	19~35
发热	20~46	乏力	20

5. 什么叫血尿？

血尿是指尿中红细胞排泄异常增多。确定为血尿的医学标准是离心沉淀尿液在显微镜下每高倍镜视野看到 3 个或 3 个以上红细胞、或非离心尿液超过 1 个、或 1 小时尿沉渣红细胞计数超过 10 万个、或 12 小时尿沉渣红细胞计数超过 50 万个，均提示尿液中红细胞排泄异常增多，被称为血尿。

6. 血尿的原因是什么？

血尿是泌尿系统疾病的讯号，血尿的病因极其复杂，泌尿系统（包括肾脏、输尿管、膀胱、尿道）的畸形、炎症、结石、外伤、肿瘤都可以引起血尿。此外，一些全身性疾病，如出血性疾病（血小板减少性紫癜、血友病、白血病、再生障碍性贫血等）、结缔组织病（系统性红斑狼疮、皮肌炎、结节性多动脉炎、硬皮病等）、全身感染性疾患（流行性出血热、丝虫病、猩红热等）、心血管疾病（充血性心力衰竭、肾栓塞、肾静脉血栓形成）、内分泌代谢疾病（痛风肾、糖尿病肾病、甲状旁腺功能亢进症等）也都可以引起血尿。通常情况下，引起血尿的原因中80%以上是泌尿系统良性疾病造成的，约有20%的血尿患者是由于泌尿系统恶性肿瘤所引起。因此，当出现血尿后应及时到医院就诊，请专业医生帮助你判断血尿的原因，并及时进行诊治。

7. 什么叫副瘤综合征？

所谓副瘤综合征就是指发生于肿瘤原发病灶和转移病灶以外由肿瘤引起的症候群，或称之为伴癌综合征。这是由于癌肿本身代谢异常或癌组织对机体发生各种影响引起的内分泌或代谢方面的改变，表现为乏力、食欲下降、高血压、贫血、体重减轻、恶病质、发热、红细胞增多症、肝功能异常、高钙血症、高血糖、红细胞沉降率（简称血沉）增快、神经肌肉病变、淀粉样变性、溢乳症、凝血机制异常等改变。

8. 肾癌患者会有副瘤综合征的临床表现吗?

是的,肾癌患者会有副瘤综合征的临床表现。由于肾脏的一些细胞具有分泌激素的功能,尤其是发生肾癌后某些内分泌激素可明显增高,导致肾癌患者的临床表现极为复杂,有10%~40%的肾癌患者会出现副瘤综合征的临床表现。但这些表现非肾癌患者所特有,其他一些肿瘤,如肺癌也可有此类症状或生化检查异常。此外,其他疾病如感冒、结核、糖尿病等也会伴有其中某些表现,如果你出现上述的一些问题,应及时到医院就医,请医生帮你排查。

9. 为什么有些肾癌患者是以转移瘤的临床表现来医院就诊?

大约有25%的肾癌患者由于不重视健康查体或忽视了肾癌的早期症状,直到出现转移症状才来医院就诊。这部分患者就诊的原因通常是由于肿瘤转移至骨所致的骨痛、病理性骨折,或转移到肺引起的咳嗽、**咯血**等症状才引起患者的注意,才到医院就诊。但以上这些症状和体征也并非是肾癌所特有,某些其他疾病也可以引起类似的异常现象,如你出现上述的问题,就应到医院请医生帮助排查。

10. 肾癌患者最常见的体征是什么?

医生查体时,肾癌患者最常被发现的体征是腰部、腹部肿块。有部分患者是自己触及腰部、腹部肿块而到医院就诊。所触及的肿块可能是增大的肿瘤,但须注意的有些体型瘦长的人在深吸气时也可触及正常肾脏下极。此外，有部分人患有肾下垂，俗称"游走肾"，也可在腹部触及"肿物"，但并非是肿瘤。

11. 什么是恶病质？什么是肿瘤恶病质？

恶病质是指人体显著消瘦、贫血、精神衰颓等全身功能衰竭的恶劣状况。多种疾病都可导致患者出现恶病质，包括恶性肿瘤、严重创伤、严重的败血症等，其中以恶性肿瘤导致的恶病质最为常见，称为肿瘤恶病质。

肿瘤恶病质是机体的代谢发生了紊乱，这种紊乱是多种因素引起的。与饥饿引起的脂肪丢失不同，恶病质患者不仅丢失脂肪，还丢失肌肉组织，且进食并不能逆转恶病质患者的肌肉消耗。体重下降是恶病质患者最常见症状（体重下降超过5%表明正在发展为恶病质，体重下降超过15%则确认已经进入恶病质状态），除此之外，还包括食欲减退、疲劳、肌肉消耗、感觉及知觉异常、贫血和水肿等。

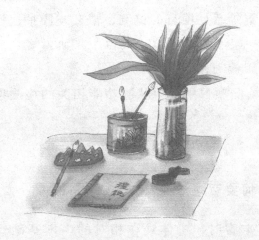

二、诊 断 篇

12. 哪些化验检查需要空腹？

患者到医院做血液化验前，负责采集静脉血的护士都要询问"吃饭了吗？是空腹吗？"部分医院在抽血室和检验申请单上也有提示："患者抽血前应空腹"。

随着医学的发展，临床检验项目不断增加，截止到今年我们国家批准的检验项目就有 1000 多项。各个医院根据临床诊疗的需求不同，开展的检验项目数量和内容也不同，但是基本的检验项目是相同的，包括几大类：血液、生化、免疫等（比如：血、尿、便常规检验，肝功能、肾功能、血糖、血脂、凝血相关项目、肝炎病毒等检验）。这么多的检验项目哪些必须空腹抽血？

生化检测项目中：肝功系列、肾功系列、血脂系列、血糖、离子及血液凝集等系列项目的检测，需要空腹抽血检测。

临床血液、尿液的基础检验项目中：血常规、晨尿常规需要空腹抽血或留尿检测。

临床免疫检测项目中：甲状腺功能相关的检测项目需要空腹抽血。

13. 为何要空腹抽血？

（1）人在空腹时，机体处在相对的生理**基础代谢**状态，这个时间段抽血检验其测试结果能够准确反映机体真实情况，并且可排除饮食、药物等因素对检测的影响。

（2）多数人在早晨运动较少，而经过进食、劳动、运动、工作等诸多相对运动量较多的因素的影响下，可使一些化验指标发生波动，不利于测定结果的相对稳定和准确。人体生物周期的变化，某些项目指标因采血时间不同变化较大，如**皮质醇**分泌高峰在早晨，下午至晚间则逐渐下降。血液基础检验中的血常规里的项目就是一天当中随着进食、活动等**基础代谢**的变化而波动，因此在同一时间测定的结果具有可比性，如果需要定期监测某个项目比较结果时，建议在相同的时间段进行检测的结果比对。另外，与以往所做结果做比较时还要结合病情综合分析。

（3）若早晨验血前进食，尤其是吃了牛奶、豆浆、油炸食品、鸡蛋、糕点等食物后，食物消化后产生的大量乳糜微粒便会很快地吸收进入血液，此时的血液也会"浑浊"，医学上称为**"脂肪血"**。由于不少血液生化检查是通过标本颜色的变化来作出判断的，若血液因乳糜微粒而显得浑浊时，那么检验人员和检测仪器就很难观察分辨清楚。特别是在使用仪器做血脂测定时，"脂肪血"将影响测定的准确性。食用高糖食物两小时内可使血糖迅速升高，不能反映真实的血糖结果。因此在前一天晚间进食后到第二天清晨，空腹时间达 10 小时以上，身体内各种化学物质已达到相对稳定和平衡，此时抽血可得到相对稳定和准确的结果。因此，建议做生化相关项目检验时采用空腹抽血，但在特殊情况需要时也可以在清淡饮食后 6 小时采血化验，不过做血脂检验时，必须在餐后 10~12 小时方可采血。为了使某些验血项目检测得更精确，希望患者一定要遵循医嘱。

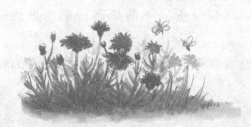

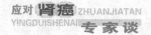
14. 什么是晨尿？尿液常规分析为什么一般要求留取晨尿进行检测？

医生在开尿常规检查时一般都会交待患者最好留取晨尿进行送检，那么什么是晨尿呢？晨尿就是清晨起床后第一次排的尿液。这种尿液标本较为浓缩，尿液中的血细胞、上皮细胞、病理细胞、管型等有形成分的浓度较高、形态也较为完整，有利于尿液形态学和化学成分分析。

15. 什么是中段尿？留取合格的尿常规分析标本有哪些注意事项？

留取尿液常规分析时一般要求患者取中段尿标本进行送检，那么什么是中段尿呢？中段尿顾名思义就是排尿过程中中间排出的尿，即不留先排出的尿，也不留最后排出的尿，只收集留下中间段的尿液。这种标本有什么好处呢？它可以避免男性精液和女性外阴部的一些分泌物混入尿液标本中对检查结果造成影响，从而出现一些检查项目的假性升高。

尿常规分析标本虽然易得，但是留取合格的标本对于得到正确的化验结果也是至关重要的。尤其是尿标本一般由患者自己留取送检，患者更应该遵从医嘱留取标本。那么留取合格的尿常规分析标本还有哪些注意事项呢？

（1）留取尿常规分析标本前到医院指定地点领取清洁的一次性标本容器。

（2）女性患者应避开月经期，在外阴清洁的情况下留取中段晨尿送检。

（3）男性患者应避免精液、前列腺液等对标本的污染。

（4）留取标本后要立即送检。如送检不及时就会导致尿液中细菌增殖、酸碱度改变、细胞有形成分破裂，造成检测结果的不准确。

16. 尿培养有细菌检出一定是尿路感染吗？

答案是不一定。因为尿液标本极易受杂菌污染，如采集中段尿时尿液受到尿道口正常菌群（如葡萄球菌、大肠杆菌等）或周围环境的污染、尿液放置时间过久（超过2个小时），均可能导致尿培养有细菌检出。另外，在排除**假阳性**的基础上，清洁中段尿或导尿留取尿液（非留置导尿）定量培养革兰阴性球菌菌落计数$\geqslant 10^5/ml$、革兰阳性球菌菌落计数$\geqslant 10^4/ml$，才可诊断为真性细菌尿。这时，医生会根据患者的临床表现，判断患者是否为细菌性尿路感染。

17. 如何留取合格的大便常规检查标本？

大便标本要由患者自己留取送检，留取合格的标本对于得到正确的化验结果也是至关重要的，所以患者更应该遵从医嘱留取标本。留取合格的大便常规标本还有哪些注意事项呢？

（1）留取大便常规检查标本前到医院指定地点领取清洁的一次性防渗漏标本容器。

（2）应留取异常成分的粪便，如含有黏液、脓血等病变成分的标本送检；外观如无异常，需从表面、深处及粪便多处取材送检。送检标本大小以蚕豆大一块为宜。

（3）灌肠标本或服油类泻剂的粪便标本不宜送检。

（4）大便标本应避免混有尿液、消毒剂及污水等杂物。

（5）大便标本留取后应立即送检。放置时间过久，可能会导致细胞破裂、阿米巴等一些寄生虫的死亡，难以检出异常成分，从而影响检测结果的准确性。

18. 什么是大便隐血检查？有哪些疾病会出现大便隐血阳性？

大便隐血检查就是用化学或免疫学的方法验证大便中是否含有血液的试验。这种情况下一般出血量很少，且因红细胞被消化分解肉眼见不到大便颜色改变，且大便常规显微镜检查也不能发现红细胞。阳性结果即表示大便中含有血液，引起大便隐血的疾病主要有消化道出血、药物性胃黏膜损伤、胃肠道结核、寄生虫病及胃肠恶性肿瘤等。因此，大便隐血检查也就成为了**筛查消化道恶性肿瘤的重要检查**项目之一。

19. 留取大便隐血标本不能吃哪些东西？

由于化学法主要是通过血红蛋白中含铁血红素具有过氧化物酶的活性分解过氧化物、催化色原物质氧化呈色等一系列化学反应得出检测结果，这就要求患者应在**留取大便隐血标本前三天禁食动物血、肉类、维生素 C** 等，以免在用化学法检查大便隐血时出现假性结果。而用免疫法进行大便隐血检查时则是直接检测大便中的**血红蛋白**，故不需要禁食上述食品。但是如果出血部位在上消化道，由于红细胞或血红蛋白会被消化分解，这时采用免疫法进行检测则会出现**假阴性**结果，故需采用化学法进行检测。

20. 诊断肾癌有哪些检查方法？

目前，医学上发现或诊断肾癌主要是通过医学影像学检查，包括腹部 B 超或彩色多普勒超声（简称彩超）检查、电子计算机断层摄影（CT）检查、（核）磁共振影像（MRI）检查、正电子发射计算机断层显像（PET）检查或 PET-CT 检查。根据影像学检查所见，医生可以初步判断肾肿瘤是良性或恶性，以决定是否需要手术治疗。肾肿瘤的性质则需要通过手术后病理检查或穿刺活检病理检查确定。由于 CT 或 MRI 诊断肾癌的准确率高达 95%以上，因此，经 CT 或 MRI 诊断的肾癌患者手术前通常不需要进行肾肿瘤穿刺活检检查来帮助诊断。

21. 诊断肾癌最简便易行的方法是什么？

最简便易行诊断肾癌的方法是超声波检查，但其诊断肾癌的准确率不如 CT、MRI、PET 或 PET-CT 检查。其次，基层医院基本都有 CT 扫描设备，因此 CT 扫描检查也方便、易行。由于目前尚没有发现肾癌有特异性的肿瘤标志物，因此，还不能通过血液检查来判断是否患有肾癌。

22. 对于肾癌患者做 B 超、CT、MRI、PET 或 PET-CT 检查哪种好？

B 超、彩超、CT、MRI 检查都是常用的诊断肾癌的方法，通常是先进行 B 超或彩超检查，其特点是物美价廉，简便易行，是诊断肾癌的最基本检查项目，但其检查诊断准确率只有 70%～80%。B 超或彩超检查发现异常后通常需要进行 CT 检查加以确认，如果 CT 检查结果仍不能判定肿瘤的性质或对伴有血管瘤栓的肾癌患者或伴有肾功能不全等的患者需要进行 MRI 检查。CT 或 MRI 检查诊断准确率可以高达 90%~95%。PET 或 PET-CT 检查价格昂贵，其诊断肾癌的准确率并不比 CT 或 MRI 高，因此临床上较少用于诊断肾癌，但 PET 或 PET-CT 检查在发现有无远处转移方面优于 CT 或 MRI。应根据具体的情况选择适当的检查项目。

23. 哪些肾癌患者需要做胸部 CT 检查？其检查目的是什么？

肾癌患者都需要做胸部的 X 线正、侧位片检查，可以初步判定有无肺转移。但对具有肾癌肺转移**高危因素**的患者需要做胸部 CT 检查，这些患者包括：①胸部 X 线片有可疑结节；②临床分期大于Ⅲ期的患者。上述检查的目的是用以排除患者有无肺转移。

24. 哪些肾癌患者需要做头部 CT/MRI 检查？

肾癌患者发生脑转移的机率大约有 15%，因此，并不需要对所有肾癌患者都进行头部 CT/MRI 检查，通常只是对有头痛或相应神经系统症状患者需要做头部 CT/MRI 扫描检查。

25. 肾癌患者做 CT/MRI 检查时为什么还要做增强扫描？

CT 平扫可以初步判断病灶的大小、密度、部位、是否合并出血或钙化。一般情况下平扫图像不能对病变做定性诊断，如能显示病灶内含有脂肪成分、出血或钙化，对病变诊断有帮助。由于 CT 平扫提供的信息量有限，对未引起肾轮廓改变的等密度肿块容易漏诊。因此，对无碘过敏患者应尽量做增强扫描，以增加病变与正常肾实质的对比。增强 CT 扫描是利用对比剂进入不同组织和（或）肿瘤内，通过密度的差异、增强的密度-时间曲线的类型、增强后 CT 增加值等反映肿瘤血管的生成及量的改变来估计肿瘤的组织类型、恶性程度及生物学行为。

26. 什么样的人不能做 MRI 检查？

核磁共振机器可以产生很强的磁场，如果患者体内有金属弹片、人工关节、起搏器，或曾放置过动脉瘤的金属夹，可引起金属在体内移动而发生危险。因此，这些患者不能做 MRI 检查。

27. 肾癌患者为什么要做胸部正位、侧位 X 线摄片？

影像学检查考虑为肾癌的患者还需行胸部正位、侧位 X 线摄片，这是肾癌患者手术前的常规检查项目，可以帮助医生初步判定患者有无肺转移，是判定肾癌临床分期的主要依据之一，也是术后**随访**的常规检查项目。胸部正位片能显示胸部正常结构和多数肺内病变，胸部侧位片也是胸部 X 线检查必需的常规方法，可以显示膈顶或被心影遮掩的病变。

28. 肾癌患者是否需要做核素肾图检查或静脉尿路造影检查？

医生在决定给患者实施肾脏手术前需要了解双侧的肾功能状况，以判定实施肾脏手术后被保留下来的肾脏能否承担正常生活的需要。通常可以通过检查血液中的肌酐和尿素氮水平大致判定患者总体肾功能的状况，通过 CT 增强扫描检查可以大致判定分侧肾功能的好坏。但对不能进行 CT 增强扫描检查的患者，因无法评价单侧肾功能的状况，因此，需要做核素肾图检查或静脉尿路造影检查（IVU），用以了解分肾功能状况。

29. 哪些肾癌患者需要做核素骨扫描检查？

核素骨扫描检查通常被简称为 ECT（发射单光子计算机断层扫描）检查，是一种利用放射性核素对骨组织的状况进行检查的方法，可以早期发现骨病变或骨转移。肾癌发生骨转移的机率大约为25%，绝大多数患者不发生骨转移，如果对每位肾癌患者都做核素骨扫描检查则对绝大多数患者来说是过度检查，同时也是对医疗资源的浪费。因此，各国制订的《肾癌诊治指南》都推荐只对具有肾癌骨转移**高危因素**的患者进行核素骨扫描检查。肾癌骨转移的**高危因素**包括：①有相应骨症状（如骨折、骨痛、肌肉酸痛）者；②血液检查发现有碱性磷酸酶增高者；③医生判定肾癌的临床分期大于Ⅲ期的患者。

30. PET-CT 是什么样的检查，肾癌患者必须要做吗？

PET-CT 是 PET 与 CT 两种不同成像原理的设备同机组合，以代谢显像和定量分析为基础进行图像融合，融合后的图像既有精细的解剖结构又有丰富的生理、生化功能信息。PET-CT 检查属于全身性检查项目，可以在一次扫描检查中既对原发病灶进行评价，同时还能发现全身其他远处转移病灶。此外，通过对放疗和（或）化疗治疗前后 PET-CT 检查发现的肿瘤内生化信息变化情况对比，还可以对疗效进行评价，是目前较为先进的检查手段。但 PET-CT 价格昂贵、接受辐射量较大，对于肾脏局部病灶与周围脏器组织的关系显示不如增强 CT/MRI。因此，PET-CT 并不是常规检查项目，只有在一些特殊情况下才进行检查：如需要准确对肾癌进行分期、在 CT/MRI 检查无法确定肿瘤的性质时。

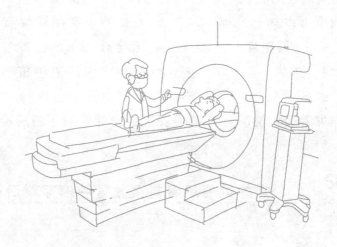

31. 肾癌患者为什么要做血液生化以及血象检查？

通过抽血化验可以了解肾功能的状况，以及可能由于肾癌引起的一些血及生化改变。如通过检测血中尿素氮和肌酐水平了解肾功能状况，而肝功能、全血细胞计数、血红蛋白、血钙、血糖、血沉、碱性磷酸酶和乳酸脱氢酶这些指标的异常及治疗前、后的变化可以帮助医生判断治疗的效果。

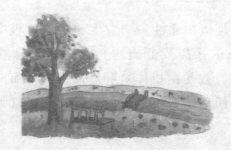

32. 经影像学检查诊断的肾癌患者还需要做肾穿刺活检吗？

肾穿刺**活检**对肾癌的诊断价值有限，而经影像学检查诊断的肾癌准确率可以高达 95% 以上。因为肾肿瘤穿刺活检有 15% **假阴性**率、2.5% **假阳性**率，而且穿刺**活检**有 <5% 的并发症发生率（包括出血、感染、动-静脉瘘、气胸、穿刺针道**种植**率、因穿刺**活检**导致患者死亡）等主要问题，所以，对能进行手术治疗的肾肿瘤患者通常情况下并不需要进行肾肿瘤的穿刺**活检**检查。

33. 什么样的肾癌患者需要做肾肿瘤穿刺活检病理检查？

对影像学诊断难以判定性质的小肿瘤患者，可以选择做保留肾单位手术或定期（1~3 个月）随诊检查。对年老体弱、或有手术**禁忌证**的肾癌患者、或不能手术需化疗的晚期肾癌患者或需要进行其他治疗（如射频消融、冷冻消融、**放疗**等）的患者，治疗前为了明确诊断，可选择肾穿刺**活检**做病理检查，以获取病理诊断。

34. 什么是肿瘤标志物？

肿瘤标志物是指在恶性肿瘤发生和增殖过程中，由于肿瘤细胞的基因不同表达（高或低表达）而合成、分泌并脱落到体液或组织中的物质，或是由机体对肿瘤反应异常而产生并进入到体液或组织中的物质。这些物质有的不存在于正常人体内，只存在于胚胎中，有的在正常人体内含量很低，当身体内发生肿瘤时其含量逐渐增加超过正常人的水平。总之能够反映肿瘤存在和生长的这一类物质被称为肿瘤标志物。

35. 目前能检测的肿瘤标志物有哪些？各有什么意义？

到目前为止人类发现的与肿瘤相关的标志物有大约上百种，但是能够常规应用到临床实验室检测的项目只有几十种，以下是临床常规检测的部分肿瘤标志物。

临床常用的肿瘤标志物检测项目及其临床意义

序号	肿瘤标志物	医学略语	参考范围	临床意义
1	甲胎蛋白	AFP	0~7ng/ml	是诊断原发性肝细胞癌和生殖细胞肿瘤的标志物。常见 AFP 水平增高的疾病有肝癌、睾丸癌、卵巢癌等；转移性肿瘤也会增高；良性疾病如肝硬化、急慢性肝炎、先天胆道闭锁等也可增高
2	糖类抗原 125	CA125	0~35U/ml	用于卵巢肿瘤的辅助诊断及肿瘤复发的监测。其他恶性肿瘤如乳腺癌、胰腺癌、肝癌、胃癌、肺癌等也可见增高，子宫内膜异位、盆腔炎等也可见增高
3	糖类抗原 153	CA15-3	0~25U/ml	是乳腺癌辅助诊断及复发监测的指标。肺癌、卵巢癌患者也可见不同程度的升高

续 表

序号	肿瘤标志物	医学略语	参考范围	临床意义
4	糖类抗原199	CA19-9	0~37U/ml	是结肠癌、胰腺癌的辅助诊断指标，肝胆系统癌、胃癌、食管癌、乳腺癌、淋巴瘤、卵巢癌等也会出现不同程度升高。胰腺炎时也会增高
5	糖类抗原724	CA72-4	0~9.8U/ml	是消化、生殖、呼吸系统等腺癌的主要辅助诊断指标。常用于检测胃、肠道及卵巢上皮的恶性肿瘤
6	糖类抗原242	CA242	0~20U/ml	是结肠癌、胰腺癌的辅助诊断指标
7	癌胚抗原	CEA	0~5ng/ml	结肠癌、胰腺癌、胃癌、肺癌、肝癌、乳腺癌可见增高，一些非肿瘤疾病也可增高
8	细胞角质素片段19	Cyfra 21-1	0~3.3ng/ml	是诊断非小细胞肿瘤的指标
9	铁蛋白	FER	男：30~400ng/ml 女：13~150ng/ml	常用于肝癌患者AFP测定值低时的补充检测项目，其他肿瘤（肺、胰腺、胆道、大肠等）患者铁蛋白也可相应增高
10	总前列腺特异性抗原	T-PSA	0~4ng/ml	前列腺癌、前列腺增生、前列腺炎患者血清T-PSA都可升高
11	游离前列腺特异性抗原	F-PSA	0~0.93ng/ml	辅助T-PSA，诊断及鉴别诊断前列腺癌

序号	肿瘤标志物	医学略语	参考范围	临床意义
12	神经元特异性烯醇化酶	NSE	$0 \sim 18$ng/ml	是小细胞肺癌的特异性诊断标志物。对于神经内分泌系统肿瘤、神经母细胞瘤、黑色素瘤、甲状腺髓样癌也有重要诊断价值
13	鳞状上皮细胞癌抗原	SCC	$0 \sim 1.5$ng/ml	是鳞状上皮细胞癌的诊断指标。子宫颈鳞状上皮细胞癌、肺鳞癌、食管癌、膀胱癌患者血清中都可见升高
14	组织多肽特异性抗原	TPS	$0 \sim 110$ U/L	多数上皮细胞肿瘤呈阳性，非上皮组织来源的肿瘤呈阴性

36. 怀疑某种肿瘤时，为什么医生常要求查几种肿瘤标志物？

怀疑某种肿瘤时，医生常要求查几种肿瘤标志物。原因是每种肿瘤标志物的灵敏度和特异性都不同。单一指标只能反映某种肿瘤的一个侧面，联合检测多种肿瘤标志物，可以提高该种肿瘤的阳性检出率，帮助临床医生对疾病的诊断。

37. 什么是肿瘤标志物的灵敏度？

灵敏度表示某一试验从已知某一种疾病的人群中查出这种病真正阳性结果的比率，为该试验方法的灵敏度。例如测定 100 例结直肠癌患者血清中 CA242 的含量，如果 60 例阳性、40 例阴

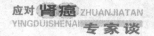

性，那么 CA242 诊断结直癌的灵敏度为 60%。

38. 什么是肿瘤标志物的特异性？

特异性表示通过特定的试验，能从正常人群中检出某一疾病的阴性结果的能力。例如，测定 100 例正常人血清中 CA19-9 的含量，如果 2 例是阳性、98 例是阴性，那么 CA19-9 诊断结直癌的特异性为 98%。

灵敏度为 100% 和特异性 100% 的理想肿瘤标志物至今仍未发现，目前，临床常规检测的肿瘤标志物都没有完全的器官特异性。恶性肿瘤是非常复杂的疾病，因此为了提高诊断的灵敏度，医生常要选择几项相关的检测标志物，辅助临床病情的判断。

39. 不同医院检测的肿瘤标志物检验结果有可比性吗？医生对患者有哪些建议？

在不同医院检测的肿瘤标志物检验结果不一定具有可比性，主要是由于以下四方面的原因：

（1）不同的检测方法就会导致检验结果存在差异。临床上常用的检测方法有电化学发光、化学发光、放射免疫、酶联免疫吸附试验等，各医院应用的检测方法存在差异。

（2）同一种检测方法所应用的试剂品牌存在差异也会导致检验结果存在差异。不同品牌的试剂，其生产工艺、抗原抗体反应体系和检测线性范围均存在较大的差异。

（3）检测体系不同也会导致检验结果存在差异。即使是试剂厂家和检测方法相同，但采用不同型号的检测设备，其检测结果也会略微存在差异。

（4）采用的试剂批号不同也会导致检验结果存在差异。即使是试剂厂家、检测方法和检测体系完全相同，但采用的试剂批号不同，检验结果之间也会存在一定的差异。

所以，很难保证不同医院间检测的肿瘤标志物检验结果在数值上有可比性。但是，尽管不同试剂厂家、不同检测方法和不同检测体系所得到的具体的检验结果可能不同，但在判断检测结果阴、阳性方面却具有较高的一致性。

目前，卫生部临床检验中心和各省/市临床检验中心已经对常见肿瘤标志物检验项目如 CEA、CA125 和 AFP 等开展室间质量评价工作，确保同一检测方法、同一试剂厂家、同一检测体系的不同医院的检验结果具有较高的可比性。

为了保证检验结果的可比性，满足肿瘤患者对病情监测的需要，有几个建议：①最好选择在同一家医院连续进行肿瘤标志物的检测；②如果不能在同一家医院，尽可能选择相同的检测方法或采用同一厂家的检测系统进行检测；③尽量选择较高等级的医院或信誉好的商业化临床检验中心，这些单位一般都能按照规定参加卫生部临床检验中心和省/市临床检验中心组织的室间质量评价，并在实验室内部开展室内质量控制，能够保证检验结果的准确性。

总之，将不同医院的肿瘤标志物检验结果进行比较时，应注意其采用的检测方法、试剂生产厂家以及检测体系等是否相同，这样的比较才有意义。

40. 为什么要对肾癌进行分期？

医生们为了判定肿瘤的病程有早、中、晚，提出了用分期的方法来加以区别。从 20 世纪 50 年代至今已经提出了许多种肾癌分期的方法，截至目前，所有肾癌分期都是以解剖学为基础制订的，主要依据肿瘤大小、淋巴结是否有转移、邻近脏器或血管受累以及远处脏器转移情况判断具体的分期。目前，全世界公认的肿瘤分期标准是国际抗癌联盟和美国癌症联合委员会制订的恶性肿瘤 TNM 分期标准。准确分期对制订治疗方案以及**预后**判定都有着至关重要的作用。

41. 什么叫 TNM 分期？

T 是指原发肿瘤（tumor），N 是指是否伴有区域淋巴结（lymph nodes）转移，M 是指是否有远处转移（metastasis）。国际抗癌联盟和美国癌症联合委员会都建议可以根据肿瘤在三个方面的评价结果对恶性肿瘤进行分期。该分期包括影像学检查评价结果判定的临床分期和依据手术后病理检查结果评定的病理分期。该分期系统包括临床分期和病理分期。每隔 6～8 年对其分期标准进行一次修订，现在应用的是 2009 年第 7 版。由于肾癌占肾肿瘤的 85% 以上，其他病理类型的肾恶性肿瘤少见，尚没有其他肾恶性肿瘤的分期标准，这一分期只适用于肾癌。

42. 什么叫临床分期？

临床分期是指通过各种临床检查、影像学检查和核素检查，评估原发肿瘤的范围以及是否有局部和远处转移，从而对患者的肿瘤发展程度作出判断。临床分期是制订治疗方案的基础，只有准确进行临床分期，才能制订出适当的治疗方案。决定治疗方案时医生们会根据患者的具体病情考虑是先手术还是先选择其他治疗。如果首选手术治疗方案，还需考虑选择什么样的手术更适合于患者。医生们也可以根据临床分期，大致判定患者的治疗效果。

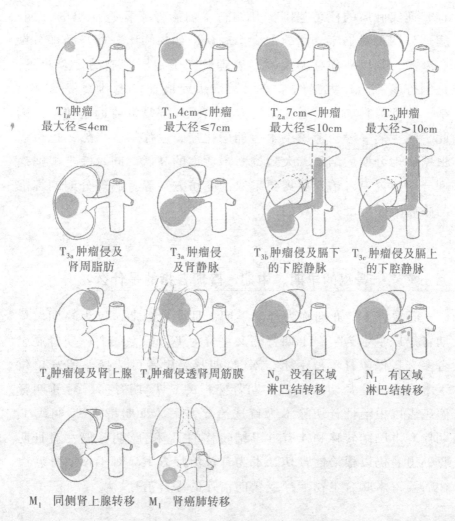

2009 年美国癌症联合委员会推荐的肾癌分期图解

43. 什么叫病理分期？

　　病理分期是通过手术切下来的肿瘤标本进行病理组织学检查，证实肿瘤的侵袭范围，并结合术前影像学检查作出的分期。病理分期是对临床分期的进一步确认，如果临床分期与病理分期有差异，则以病理分期为准。病理分期确定了肿瘤的侵袭范围，是制订术后治疗方案的基础。如果病理检查发现肿瘤侵及淋巴结、邻近器官等，提示手术后容易出现局部复发或远处转移，因此，医生们一般会考虑手术后加用化疗、放疗等。当然，也可以根据病理分期的结果，大致推断治愈率的高低，同时医生根据病理分期建议患者治疗后需要采取的**随访**方案等。病理分期的标准与临床分期标准是一样的。

44. 肾癌的早期、中期、晚期各指的是什么？

　　通常将Ⅰ、Ⅱ期称为肾癌早期，Ⅲ期为中期，Ⅳ为晚期。早期肾癌以手术为主，Ⅰ期肾癌又可分为T_{1a}和T_{1b}，对T_{1a}期肾癌患者多选择保留肾单位手术，对T_{1b}期肾癌患者可选择保留肾单位手术或根治性肾切除术。Ⅱ期肾癌指的是T_2期肾癌，对Ⅱ期肾癌患者以根治性肾切除术为首选治疗方案。Ⅲ期是指T_3期或T_3期伴有淋巴结转移和伴有淋巴结转移的T_1和T_2期肾癌，对Ⅲ期肾癌患者仍以根治性肾切除术为首选治疗方案。对于Ⅳ期肾癌往往需要手术联合生物治疗或靶向治疗的综合治疗。

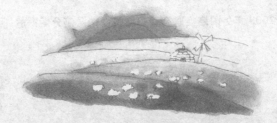

45. 如何早期发现肾癌？

绝大多数早期肾癌是患者在健康体检时通过 B 超检查发现的，因此，要想早期发现肾癌，就应该重视健康体检。建议 40 岁以上的"健康人"应该每年进行一次健康体检。

46. 为什么要对肾癌进行病理分型？

在显微镜下肾癌有许多种类型，发生在泌尿小管不同部位的肾癌其癌细胞形态、癌细胞的恶性程度可以不同，对外科手术治疗、化疗或免疫治疗（如干扰素、白细胞介素-2 等）以及靶向治疗的治疗效果也可存在差别。医学上为了更好地识别这些差别，根据癌细胞的发生部位、癌细胞的形态等指标将肾癌分为不同病理类型，每种病理类型的肾癌都有各自的特点，医生们可以根据病理分型决定采用哪种治疗方案最为适合。

47. 世界卫生组织是如何对肾癌进行分型的？

从 1981 年起世界卫生组织（WHO）先后推出了 3 版《肾肿瘤病理分类》。1981 年 WHO 推出第 3 版肾癌分型标准，此分类标准中将肾癌分为肾透明细胞癌、肾颗粒细胞癌、肾乳头状腺癌、肾肉瘤样癌、肾未分化癌五种病理类型。1998 年 WHO 根据对遗传性肾癌的研究结果，结合肾癌组织形态学、遗传学、肿瘤细胞起源等特点推出第 2 版肾实质上皮性肿瘤分类标准，此分类将肾癌分为肾透明细胞癌、肾乳头状腺癌或称为肾嗜色细胞癌、肾嫌色细胞癌、肾集合管癌和肾未分类肾细胞癌。根据形态学的改变肾乳头状腺癌又分为Ⅰ型和Ⅱ型两型。分类中取消了以往分类中的颗粒细胞癌和肉瘤样癌。2004年WHO依据肾癌组织形态学、免疫表型、遗传学的特点，并结合肾癌患者的临床表现以及影像学改变推出了第3版肾癌的分类和诊断标准，将肾癌病理类型分为肾透明细胞癌、肾乳头状腺癌（Ⅰ型和Ⅱ型）、肾嫌色细胞癌、Bellini集合管癌和髓样癌、多房囊性肾细胞癌、Xp11易位性肾癌、神经母细胞瘤伴发的癌、黏液性管状及梭形细胞癌和未分类肾细胞癌10个亚型。

48. 怎样评价肾癌细胞的恶性程度？

同一种类型肾癌细胞的恶性程度也有差别，医学上为了能将这种差别区分开来，将癌细胞的恶性程度用分级或分化加以区别。依据在显微镜观察到的每种类型肾癌细胞核的大小以及细胞核的形态等差别对肾癌细胞的分化程度进行分级，以往肾癌分级最常用的是1982年Fuhrman Ⅰ、Ⅱ、Ⅲ、Ⅳ四级分类系统。1997年WHO推荐将Fuhrman分级中的Ⅰ、Ⅱ级合并为一级即高分化，Ⅲ级为中分化，Ⅳ级为低分化或未分化。由于采用病理诊断分级标准习惯的不同，在国内各医院中分别采用这两个分级标准之一。这两种癌细胞恶性程度分类标准的意义相同，低分级或高分化提示癌细胞恶性程度低，而高分级或低分化提示癌细胞恶性程度高。WHO推荐采用高分化、中分化、低分化（未分化）的分级标准。

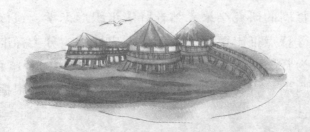

49. 什么叫囊性肾癌？

有 10%～15% 的肾癌在影像学上表现为囊性，故将其称为囊性肾癌。但这并不是独立的肾癌病理类型，而是包含了几种肾癌病理类型，常见的病理类型有乳头状肾癌、肾透明细胞癌、多房囊性肾癌。

50. 什么叫小肾肿瘤或小肾癌？

医学上将肿瘤最大径 ≤4cm 的肾肿瘤称为小肾肿瘤，而将肿瘤最大径 ≤4cm 的肾癌称为小肾癌。之所以提出小肾肿瘤的概念，是由于肿瘤体积小，依据影像学检查结果鉴别小肾肿瘤的良、恶性存在困难。在影像学诊断为肾癌的小肾肿瘤中最后经病理检查证实有 23% 为良性肿瘤。因此，在诊断或治疗小肾肿瘤时需要慎重，如果不能明确诊断，选择手术治疗时应首选保留肾单位手术。即使得了小肾癌患者也不必紧张，因为在肾癌分期上肿瘤最大径 ≤4cm 的肾癌为 T_{1a} 期，是最早期的肾癌，治愈率接近于 100%。

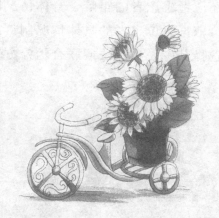

三、治疗方法篇

51. 治疗肾癌的方法有哪些?

治疗肾癌的方法包括：①外科手术治疗；②内科治疗，包括靶向治疗、免疫治疗、化疗；③能量消融治疗，包括物理消融（射频消融、冷冻消融、高强度聚焦超声等）和化学消融（无水酒精、热蒸馏水及化疗药物等）；④介入治疗；⑤放射治疗；⑥中医治疗。

52. 如何决定肾癌患者的治疗方案?

决定治疗方案的主要依据是肾癌的分期，通常情况下医生们会综合影像学检查的结果对肾癌进行临床分期，根据临床分期初步制订治疗原则。术后需要对切下的肿瘤组织进行病理学检查，以便确定肿瘤的侵袭范围，并进行病理分期评价，如病理分期与临床分期有偏差，按病理分期结果修订术后治疗方案。此外，在决定治疗方案时还应考虑患者的年龄、身体情况以及其他一些相关因素。医生们会依据每位患者的具体情况制订出适合患者的个性化治疗方案，选择其中一种疗法或联合治疗方案。

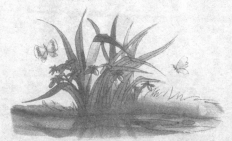

53. 肾癌患者首选的治疗方法是什么？

外科手术是肾癌患者的最常用的首选治疗方法，也是目前唯一得到公认可以治愈肾癌的方法。

54. 什么叫综合治疗？

综合治疗的概念是根据患者的具体的情况，如机体情况、病理类型、侵犯范围（病理分期）和发展趋势，合理有计划的应用现有的治疗手段的最佳组合，以期较大幅度地提高治愈率、延长生存期、提高患者生活质量。肿瘤的综合治疗并不是简单地将手术、化疗、放疗、生物治疗和中医药治疗等几种治疗方法进行组合，而是一个系统的治疗过程，是一个有计划、有步骤、有顺序对患者个体化治疗的综合，需要手术、放疗和化疗等多学科有效地协作才能顺利完成。综合治疗方案不是一个机械不变的模式，在具体诊治过程中，会随着诊断的逐步完善和疗效的差异等予以适当调整。

55. 肾癌及转移灶能自然消退吗？

肾癌是国内外报道最多的可以自然消退的肿瘤之一，肾癌及转移灶自然消退的发生机率大约是 8/1000。肿瘤自然消退的确切原因还不清楚，可能与自身免疫有关。

（一）外科治疗

56. 手术前为什么要对患者做全面检查？

外科手术是一项有创伤性的诊疗手段，并伴有不同程度的风险。因此，在手术前进行全面的检查是了解患者身体状况、疾病情况、手术耐受能力和可能出现的风险的重要步骤。检查一般包括常规检查和专科检查两方面。手术前常规检查主要包括：血液常规及血型、尿常规、便常规、心电图、胸部正位与侧位 X 线片、超声波检查、肝肾脏功能、血液电解质、**生化全套**、血糖、**出凝血功能**、**乙肝两对半**、丙肝、艾滋病、梅毒等相关病原学检查。专科检查则要根据病变的部位进一步行影像造影、CT、MRI 等大型仪器设备的检查，**腔镜检查**、相关肿瘤标志物检查、细胞学检查、肿瘤组织**活检**或穿刺**活检**病理学检查，所有这些检查的目的都是为准确诊断，仔细制订手术计划，更好地完成手术，保证患者健康。

57. 患者手术前需要履行哪些知情同意手续？什么人有资格签署手术知情同意书？

患者知情同意即是患者对病情、诊断和治疗（例如手术）方案、治疗的益处及可能带来的风险、费用开支、临床试验等真实情况有了解与被告知的权利，患者在知情的情况下有选择接受与拒绝的权利。按要求应由患者本人签署知情同意书。当患者不具备完全民事行为能力时，才会由其法定代理人签字；患者因病无法签字时，也可以由其授权的人员签字。患者的知情同意选择权是每一个患者都具有的权利，知情同意书可以作为医疗机构履行说明告知义务的证据，也是患者及家属行使知情权的证据。让患者及其亲属能客观认识诊疗目的、效果、可能产生的并发症及意外等情况，充分享有知情权。

在患者接受诊治的过程中，需要患者履行的知情同意手续包括以下几个方面：

（1）术前、术中知情手续：所有手术前主管医生会与患者进行术前谈话，并签署手术知情同意书，其内容包括术前诊断、手术指征、手术方式、可选择的诊疗方法及优缺点、术中和术后的危险性、可能的并发症及防范措施。术中置入身体的内置物（如吻合器、固定器等），术前谈话中会记录选择的类型；术中病情变化或手术方式改变需及时告知患者家属，并由被委托人书面在告知单上签名。手术的不确定因素较多，手术引起患者新的疾病甚至死亡的风险与疾病的治疗效果相伴相随。有时候手术可能达不到根治疾病的目的，达不到患者希望的理想状态，甚至使患者失去生命。手术风险具有不确定性、不可预测性等特征。

（2）如果在治疗中进行临床试验、药品试验、医疗器械试验及其他特殊检查、特殊治疗，主管医生将在治疗前向患者及家属告知相关情况，征求其意见，由患者及家属签署同意检查、治疗的知情同意书。

（3）创伤性诊疗知情手续：对患者进行任何创伤性诊疗均需进行谈话告知并签写同意书；内容包括当前的主要病情、采取创伤性诊疗活动的目的及必要性、医疗风险、其他可选择的诊疗方法及优缺点、可能的并发症、注意事项及防范措施。

（4）麻醉知情制度：在进行麻醉操作前，麻醉医生会告知患者相关情况，并由患者或被委托人签写同意书；告知内容包括术前诊断、麻醉名称及方式、麻醉风险、防范措施。

（5）输血知情制度：输血前经管医生会向患者告知相关情

况，并由患者或被委托人签写同意书；告知内容包括输血的目的、必要性、种类、数量、可能发生的风险、并发症及防范措施。

58. 患者及家属手术前与医生谈话时需要了解哪些内容？

手术前的患者和家属最重要的是要解除思想顾虑，做好心理和生理各个方面的准备。患者及家属可以向你的主管医生或主刀医生咨询手术目的、麻醉方式、手术方式以及术中、术后可能出现的各种风险或不适等情况。同时配合医务人员的指导作好术前准备，术前因其他疾病服用药物的应向医生说明，以明确是否需要停药。

59. 为什么要签署知情同意书？

签署知情同意书是国家法律法规的要求，国务院颁布实施的《医疗机构管理条例》第33条规定："医疗机构施行手术、特殊检查或者特殊治疗时，必须征得患者同意，并应当取得其家属或者本人同意并签字；无法取得患者意见时，应当取得家属或者关系人同意并签字。"《执业医生法》第26条规定：医生进行实验性临床医疗，应当经医院批准并征得患者本人或者其家属同意。

人的生命健康权是受法律严格保护的，个人身体所蕴含的生命和健康只有自己有处置权，其他任何人无权处置：手术这种有风险性的医疗行为包含着对患者身体即健康权、生命权的处置。医生有手术技能，但又无权擅自处置患者身体，患者出于治疗疾病的目的，须授权医生为自己实施手术。在手术知情同意书的签名正是患者对其身体支配权的外部表现形式。

60. 手术知情同意书中写了那么多并发症，是否都会发生？

并发症是指患者发生了现代医学科学技术能够预见但却不能避免和防范的不良后果，一般分为两种情况：一种是指一种疾病在发展过程中引起另一种疾病或症状，如消化道肿瘤可能有引发肠梗阻、肠穿孔或大出血等并发症。另一种是指在临床诊疗和护理过程中，患者因治疗一种疾病而合并发生了与诊疗这种疾病有关的另一种或几种疾病或症状。外科手术并发症是影响手术效果极为重要的因素，也常常是损害患者健康甚至致其死亡的重要原因。手术知情同意书中写的并发症均是基于手术对组织器官损坏可能带来的病症，术中、术后是否发生并发症受多种因素影响，每位患者的自身状况、疾病情况、医疗单位及医生的技术水平等许多因素都是影响并发症的因素，并发症的发生机率也受多种因素影响，比如高龄患者手术并发症发生的机率就大于年轻患者。并不是手术知情同意书中写的并发症都会发生，医护人员也在尽力减少并发症的发生。

61. 手术前患者为什么需要禁食、禁水？

所谓禁食、禁水，是指禁止吃食物和饮水。一般手术前都要求患者禁食、禁水，主要目的是排空胃内容物，避免术中、术后发生呕吐造成**误吸**。因为手术操作时刺激腹膜或内脏，某些麻醉药物可刺激消化系统，造成患者呕吐。而麻醉后，呼吸道的保护性反应已减弱，故呕吐物可**误吸**入呼吸道引起阻塞或吸入性肺炎。

正常人胃内物质排空需要 4~6 小时，当情绪激动、恐惧、焦虑或疼痛不适时，可导致排空速度减慢。因此，成年患者无**误吸**危险因素的指标为：禁食固体食物至少 8 小时；术前 2 小时禁饮；麻醉前 1~2 小时服用口服术前药。对特殊患者，例如有活动性反流或做胃肠道手术的患者，更严格的限制是必要的，以保证胃的彻底排空。有些患者偷偷地瞒着医生和护士进食、饮水，这是非常危险的，极易造成手术中**误吸**，甚至窒息死亡的严重后果。如果术前禁食、禁水时间不够或又吃了东西，则手术时间需推迟，甚至取消该手术。

62. 月经期患者能接受手术吗？

除非是急诊手术，对月经期患者不宜实施择期或限期手术。因为月经期患者脱落的子宫内膜含有较多**纤溶酶原激活物**，导致血液中**纤维蛋白溶解系统**活动增强，容易导致出血量增多，增加了手术危险性。此外，月经期患者抵抗力减低，增加了感染的风险；多数患者手术后需要卧床和留置导尿管，这也增加了护理的难度。

63. 手术前为什么需要患者做好心理上的准备？

手术前有些患者会产生焦虑、紧张、恐惧、不安及抑郁等情绪，可影响患者的睡眠、食欲等，可导致患者健康状况下降，免疫功能减退，致使机体对病毒、病菌等的抵抗力降低，还可导致患者心率加快、血压升高等问题，将会增加手术的风险及术后发生并发症的机会。因此，良好的情绪和积极的心理准备是保证手术顺利进行的首要条件。

64. 手术前为什么患者需要进行呼吸道准备？

手术前进行呼吸道准备是因为手术后患者因为伤口疼痛而不敢深呼吸、咳嗽和排痰，导致呼吸道分泌物在气道内积聚，降低了肺的通气量，加重气道阻塞，造成肺不张，呼吸道易感染致肺炎。

吸烟的患者应该在手术前 1~2 周停止吸烟，以减少上呼吸道的分泌物。

练习正确咳痰，其方法是：腹式呼吸（用鼻深吸气，尽力鼓起腹部，屏气 1~2 秒后，嘴唇微缩成吹蜡烛状缓慢呼气，呼气时腹部自然回缩）数次→深吸气→憋住气→放开声门，收缩腹肌，使气体快速冲出将痰咳出。

有呼吸道炎症者，术前应用抗生素、雾化吸入等治疗，待感染控制后才可以接受手术。

65. 手术前一天为什么要为患者做手术区域皮肤准备？

皮肤是机体的天然防御线，手术会破坏此防御线而增加感染的机率。手术前进行皮肤准备（**备皮**）的目的就是预防手术后切口感染。皮肤准备通常在手术前一天进行，皮肤准备的内容包括除去患者手术区域的毛发、污垢及微生物。手术区皮肤准备的范围一般应包括以切口为中心、半径在 20cm 以上的范围。此外，手术前一天患者还应修剪指甲、剃须、洗头、洗澡。小儿可以不剃体毛，只做清洗。其目的是预防手术后切口感染。

66. 手术日患者需要做什么准备?

患者手术日不要化妆,要去除患者的唇膏、指甲油,以便于手术中观察患者末梢血液循环情况;要取下活动性假牙,因为假牙可能会脱落而阻塞呼吸道;取下发卡、假发、金属物品、饰物等,因为金属会导电,饰物会伤及患者;将随身携带的所有贵重物品,如首饰、钱、手表,交由家属保管;助听器等可暂时佩戴,便于与手术室工作人员沟通,可于手术前一刻取下。患者贴身穿着干净的病服;依照要求禁食、禁水;手术前要排空膀胱,其目的是为了避免麻醉后造成手术台上排尿,避免手术过程中误伤膨胀的膀胱,避免患者手术后因受麻醉影响或麻醉未清醒而发生排尿困难。

67. 手术当天患者家属应该做点什么?

手术当天患者的直系亲属应该在患者进入手术室前到达病房陪伴患者,这对患者是一个安慰。在手术进行过程中,家属需在手术等候区耐心等待,不要离开,因为在手术中如果发现一些特殊情况,医生需要及时找家属商谈,并请家属做出决策。手术结束后,患者回到病房,在向手术医生和麻醉医生了解病情后,家属就可以按照医院要求留人陪护或由院方监护。

68. 患者在被接入手术室前应做好哪些准备?

准备接受手术治疗的患者除按医嘱做好备皮、禁食、禁水等准备外,在被接入手术室前还需注意做好以下事项:①请将假齿摘下交给家属保管，以免术中脱落造成意外；请将手表、首饰、发卡等摘下，以防止造成压疮及意外伤害；请勿将钱及贵重物品带入手术室，以防遗失。②患者有以下情况时请告知医护人员：发烧或月经来潮，体内有金属植入物、起搏器，对某种药物及消毒液有过敏史。③不要涂口红和指甲油，以免影响医护人员观察病情；若纹过唇，须告知医护人员。④患者在被接入手术室前请排空大、小便；身穿住院患者服（不穿自己任何衣物）入手术室。

69. 患者进入手术室后医务人员为什么要反复核对患者信息？

为加强对医疗机构的管理，指导并规范医疗机构手术安全核查工作，保障医疗质量和医疗安全，卫生部制订了的《手术安全核查制度》，该制度的规范要求手术前进行核查工作。核查内容主要包括以下三方面：

（1）患者身份核对：医务人员通过核对姓名、科室、床号、病案号、腕带信息等确定患者的身份。对于可能服用镇静剂、听力障碍、身份无法确认的昏迷手术患者，可以通过核对其腕带上的姓名、病案号进行身份确认。

（2）手术部位核对：涉及有双侧、多重结构（手指、脚趾、病灶部位）、多平面部位（脊柱）的手术时，在患者接入手术室前，医生将对手术侧或部位做手术标识。巡回护士接患者入手术间前，需进行手术部位标识的核对。

（3）一般情况的核对：如禁食、禁水情况，有无假牙、过敏史、既往病史情况、既往手术史等。

手术安全核查工作要由具有执业资质的手术医生、麻醉医生和手术室护士三方，分别在麻醉实施前、手术开始前和患者离开手术室前，共同对患者身份和手术部位等内容进行核查的工作。其宗旨就是要保证患者的医疗安全，希望患者予以理解和配合。

70. 患者手术流程包括哪些？

患者的手术流程包括以下内容：接患者入手术室时核对患者信息→在手术等候区等候，再次核对患者信息后进入手术间→进行输液、导尿等手术前准备→麻醉→实施手术→手术结束后如有需要进入麻醉恢复室或重症监护病房进行严密观察和监测，直至患者清醒、**生命体征恢复稳定**→安全返回病房。

71. 手术小组主要有哪些人员参加？

手术小组一般一台手术由主刀医生、2~3名助手、麻醉师、器械护士及巡回护士共同完成，如手术中需要射频消融、术中放疗等特殊治疗，还需要其相关医生及技术人员参与。

72. 主要的麻醉方法有哪些？

主要的麻醉方法有三种：全身麻醉（简称全麻）、局部麻醉（简称局麻）和椎管内麻醉。

每一种麻醉还有许多不同的形式和操作方法，麻醉医生会根据手术方式和患者自身状况选择最佳的麻醉方法。

73. 什么是全身麻醉？

麻醉医生可以通过呼吸面罩或气管导管给患者吸入全身麻醉药，也可以通过静脉途径给患者注射麻醉药。麻醉药物产生中枢神经系统抑制，大脑不能从神经系统那里接受任何的疼痛信号，患者表现为暂时神志消失、全身痛觉丧失、遗忘、反射抑制和骨骼肌松弛。麻醉药物对中枢神经系统抑制的程度与体内药物浓度有关，并且可以控制和调节。全身麻醉期间，麻醉医生会使用各种设备严密监测患者的**生命体征**和各重要脏器的功能，适当调整麻醉深度。这种抑制是完全可逆的，手术结束后停止使用麻醉药物，体内残存的麻醉药物可以被代谢分解或从体内排出，患者的神志及各种反射会逐渐恢复。

74. 全身麻醉对大脑会不会有损伤？

常有患者问麻醉医生"全身麻醉会不会损伤大脑，影响智力或记忆力？"回答是不会的。目前临床使用的所有全身麻醉药其作用都是短暂的、一过性的，即停止使用后经过短时间的代谢分解，排出体外，其麻醉作用也会完全消失，更不会遗留中枢神经系统的任何伤害和不良反应。因此不必担心全身麻醉会损伤患者的大脑。

75. 什么是局部麻醉？

局部麻醉是将局麻药应用于身体外周局部神经时，只产生躯体某一部位的麻醉，使该部位不感觉疼痛。局部麻醉也是完全可逆的，不产生组织损害。常用的局部麻醉有表面麻醉、局部浸润麻醉和神经阻滞麻醉。表面麻醉是将局麻药与局部黏膜（如眼黏膜、鼻腔黏膜、口腔黏膜等）直接接触，穿透黏膜作用于神经末梢而产生局部麻醉作用。我们经常所说的局麻主要是指局部浸润麻醉。局部浸润麻醉是沿手术切口分层注射局麻药，麻醉组织中的神经末梢而产生局部麻醉作用。神经阻滞麻醉不是把局麻药用于神经末梢，而是把局麻药注射于神经干（丛）旁，阻断神经的传导功能，达到手术无痛，常用的神经阻滞麻醉有臂丛麻醉和颈丛麻醉。

76. 什么是局麻强化麻醉？

有些可以在局部麻醉下完成的手术，由于患者会感觉到紧张、恐惧，甚至有不配合行为，需要在局部麻醉的同时辅助基础麻醉。基础麻醉就是静脉应用一些药物使患者进入一类似睡眠但非麻醉的状态，患者保留自主呼吸，对手术过程无知晓。手术过程中要求麻醉医生连续监测患者的心电图、呼吸、血氧等重要生命体征，掌握好用药剂量和浓度，同时要准备好急救设备，及时发现和处理一切异常情况。

77. 什么是椎管内麻醉？

广义上讲椎管内麻醉也属于局部麻醉的范畴，但所能麻醉的范围更广，因其独特的解剖特点而单归一类。硬膜外麻醉和蛛网膜下腔麻醉（简称腰麻）都属于椎管内麻醉。椎管是椎骨和周围韧带围成的管状结构，内有脊髓，脊髓周围依次有软脊膜、蛛网膜和硬脊膜包裹，硬脊膜和蛛网膜毗邻比较紧密，在椎骨和周围韧带与硬脊膜之间的潜在性间隙称为硬膜外腔，在蛛网膜与软脑膜之间的潜在性间隙称为蛛网膜下腔。在后背的适当位置经椎骨间穿刺把局麻药注入硬膜外腔即硬膜外麻醉，把局麻药注入蛛网膜下腔即蛛网膜下腔麻醉。

78. 椎管内麻醉后会不会落下腰疼的毛病？

椎管内麻醉是在后背的适当位置进行穿刺，经过脊椎间的间隙给药而达到暂时阻断神经的作用，操作过程中穿刺针要依次经过腰背部特定的皮下组织、肌肉、韧带等，虽然针头非常细小，可能也会导致腰背部的肌肉、韧带损伤，这些损伤的组织需要有修复的过程，所以椎管内麻醉后腰部会有轻微不适或疼痛，只要患者术后注意休息，一般 1~2 周后都可痊愈，不会落下长期腰疼的后遗症。

79. 通常所说的"全麻"或"半麻"指的是什么？

"全麻"即全身麻醉，手术中患者将完全失去知觉和痛觉，医生经静脉将麻醉药物注入患者的体内，在患者睡着后将气管插管插入，帮助患者呼吸，并吸入麻醉气体。"半麻"包括：硬膜外麻醉、腰麻（蛛网膜下腔麻醉和腰硬联合麻醉）。"半麻"下患者是清醒的，如果患者希望睡着，也可以给予镇静剂。

80. 什么是气管插管？会不会很难受？

全身麻醉后患者的自主呼吸消失，为确保患者呼吸道通畅，需要在患者的气管内置入一根气管导管与麻醉机相接以控制呼吸。气管导管通常从患者的口腔或鼻腔插入气管内，插管前麻醉医生会从静脉注射一些药物使患者意识消失、呼吸停止、肌肉松弛（临床上称为麻醉诱导），然后才行气管插管，所以患者对整个插管过程没有感觉，也不会感到难受。

81. 哪些手术和检查需要麻醉?

任何可能引起疼痛的手术和检查均有必要进行麻醉。如所有外科、妇产科、耳鼻喉科、眼科、口腔科等各种大、中、小手术，以及胃肠镜检查及治疗、支气管纤维镜检查、膀胱镜检查及治疗、人工流产手术、分娩和介入治疗等均需在麻醉下进行。

82. 麻醉会有什么风险吗?

麻醉的风险性不仅与外科手术大小、种类、麻醉方法有关，而且还与患者手术前的身体状况及内、外科疾病有关。实施麻醉后会影响患者生理状态的稳定性、手术创伤和失血可使患者生理功能处于**应激状态**、外科疾病以及并存的内科疾病会引起不同程度的病理生理改变，这些都能增加麻醉的风险。因此，"只有小手术，没有小麻醉"。麻醉医生的工作就是使这些风险降到最低，手术前会完善一些必要的检查和准备，将患者的身体调整到最佳状态，手术过程中会利用先进的仪器随时监测患者的**生命体征**，以保证麻醉安全。如发现由于手术、麻醉或是患者原有的疾病产生威胁患者生命的问题时，要及时采取各种措施，维持患者生命功能的稳定。

83. 为什么麻醉医生手术前要访视患者？

为减少麻醉手术后并发症，增加手术安全性，麻醉医生需要在手术麻醉前对患者的全身情况和重要器官生理功能作出充分的评估，评定患者接受麻醉和手术的耐受力，并采取相应的防治措施，选择适当的麻醉药物及方法，这都需要麻醉医生手术前对患者进行访视。麻醉医生在手术前需要了解的情况包括：①病史：患者是否有心脏病、高血压、糖尿病、气管炎、哮喘、青光眼等疾病？②过敏史：患者是否对药物（尤其是麻醉药）和食物过敏？**过敏反应**是否很严重？③手术及麻醉史：患者是否接受过手术和麻醉？有无不良反应等。④生活习惯：患者是否吸烟？每天吸几支烟？是否经常喝酒？睡眠好不好？麻醉医生根据患者的不同情况制订相应的麻醉方案，同时向患者及家属解释有关的麻醉注意事项，回答患者提出的问题。签署麻醉知情同意书和决定术后镇痛方式也是在手术前访视时完成。总之，有效的手术前访视可以让麻醉医生对将要进行的麻醉做到心中有数，是患者麻醉安全的重要保证。

84. 麻醉医生为什么要了解患者的吸烟史和饮酒量？

香烟和酒精对机体的影响很大，有时甚至超过服用药物的作用。由于烟、酒对人体的心、肺、脑、肝等系统会产生不同的影响，所以吸烟、饮酒可改变术中药物的作用。酒精依赖症的患者中枢神经系统对吸入麻醉药和静脉诱导药有较高耐受性。由此可见让麻醉医生了解你吸烟、饮酒的情况是十分重要的。有些患者会有所保留地告诉医生自己吸烟及饮酒的数量，要知道麻醉医生只有充分了解你的身体状况才能为你提供安全的麻醉方法，所以要把真实的情况告诉医生。

85. 术前戒烟多长时间比较好？

戒烟早期，有些患者咳痰量会增加，还可能出现与尼古丁戒断相关的激动和焦虑症状（也就是烟瘾发作）。停止吸烟2天（至少12小时），吸烟产生的有害物质和尼古丁水平降至正常，机体由于吸烟导致的缺氧状态会有所改善。但研究表明，只有戒烟6~8周以上，手术后呼吸系统并发症才有显著降低。但癌症手术基本上都是择期手术或限期手术，往往不能等这么久才实施手术，至少在手术前戒烟2天还是应该能做到的，当然，彻底戒掉更好。

86. 患者手术前一直在服用的心血管药物停不停用？

降压药及治疗心律失常的药物手术前不要停药，手术当天早晨也要继续服用，这样有利于手术中维持患者的循环稳定，降低手术风险。对围手术期使用抗凝药的应用有严格的要求，要咨询主管手术医生和麻醉医生。

87. 患者可以选择麻醉方式吗？

患者是可以选择麻醉方式的。一些手术可以采用多种麻醉方法，麻醉医生在了解、分析手术要求和患者具体情况之后，将会选择一种合适的麻醉方法，并告知患者，做必要的解释。如患者对某种麻醉有自己的看法可以对医生提出，医生会考虑患者的意见，并结合麻醉原则要求制订出安全、有效、舒适的麻醉计划。

88. 为什么要签署麻醉知情同意书？家属可以代签吗？

由于个体差异及合并疾病的不同，每个人对麻醉的耐受和反应都不一样，麻醉过程中可能会出现意外和并发症。任何麻醉都伴随着一定的风险，作为患者及家人有必要也有权利充分了解麻醉存在的风险，这就是为什么手术患者都要进行麻醉前谈话并签字的原因。

原则上只要患者有一定的认知能力，那么患者的意愿永远是第一位的，应该由本人签署术前麻醉知情同意书，这是患者的权利。但如果家属和患者本人有良好的沟通，家属能够代表患者的意愿，患者本人又签署了委托协议，委托给某位家属替本人做主，那么这位家属可以代签麻醉知情同意书。

89. 手术前患者特别紧张怎么办？

任何人接受手术治疗时都会紧张，这是正常的反应。消除患者的紧张心理是麻醉医生术前访视要做的一件事，访视时麻醉医生应向患者解释手术前、后的程序，患者也应要放松心情，对有疑问的问题可向医生咨询消除疑虑。患者家属应该配合医生做一些安慰工作，尽量减轻患者的紧张情绪。如果患者晚上不能入睡可告诉值班医生，值班医生可以给患者服用一些安眠药物帮助其睡眠。患者手术前充足的休息、保持良好的体力对手术和术后恢复很重要。

90. 肾癌患者手术时通常采用何种麻醉方式？

20世纪80年代以前，肾癌手术通常采用硬膜外麻醉或其他麻醉方式进行，现在基本都采用全身麻醉的方式进行。这主要是由于全麻药物的更新换代、气管插管器械或设备的更新以及麻醉师的业务水平提高，使得全麻手术的安全系数得到了明显提高；全麻肌肉松弛效果好便于手术操作；最为重要的是全麻手术可以避免患者在手术中的恐惧心理。此外，肾癌手术中可能会发生胸膜损伤，全麻气管插管的情况下就便于胸膜修补，在麻醉机维持正压呼吸的情况下，也可避免因突然气胸严重影响患者的心肺功能，而不利于手术进行。

91. 术前化疗对麻醉有影响吗？

使用化疗药后会对身体各脏器产生毒性作用，主要表现为心脏毒性（心功能不全、心律失常、心电图改变等）、**骨髓抑制**、重要脏器功能损害（肝、肾、肺等）、**胃肠道反应**、**过敏反应**等，化疗药也会与麻醉药物产生相互作用，增加麻醉和手术的风险。不过患者不用担心，麻醉医生会根据你的身体状态和所用的化疗药物制订相应的麻醉方案，以确保患者术中安全平稳。

92. 松动的牙齿或假牙对麻醉有什么影响吗？

如果患者有松动的牙齿或者假牙，麻醉医生在气管插管时可能会损伤到牙齿，导致牙齿脱落、牙龈出血，牙齿可能会掉入气管引起窒息。所以对于活动性的或能取下的假牙手术前要求全部取下，交家属保存。特别是前面的单颗假牙最好摘掉，后面的固定假牙没有关系，整口的假牙不用摘掉，戴着还可以保护牙龈，起支撑作用。明显活动的前门牙术前应请口腔科医生处理。

93. 患者应该怎样配合麻醉和手术？

麻醉与手术能否顺利进行，除了医务人员的技术水平和认真负责的工作态度外，患者的配合也十分重要。

（1）患者要树立信心，相信医生，放松心情：过分紧张、睡眠不好可使手术当天血压波动，影响麻醉和手术。

（2）患者要严格按照医生的嘱咐进行准备：对医生要讲实话，尤其是全身麻醉手术前是否吃了东西、是否有发烧、女性患者是否有月经来潮等都应先告诉医生，让医生考虑是否暂停手术，以免引起不良后果。

（3）患者进手术室前要排空大、小便，戴有活动假牙的患者要取下假牙，以防麻醉插管时脱落，误入食管或呼吸道。不要把贵重物品带进手术室。

（4）不同的手术、不同的麻醉所采取的体位不同。腰麻和硬脊膜外麻醉，需患者采取坐位或侧卧位进行穿刺操作，当医生和护士为患者摆好体位后不能随意移动或改变，如有不适或疼痛可告诉医生，乱动会影响穿刺操作。

（5）有的手术要插导尿管或胃管，这些导管都会给患者带来一些不适或疼痛，需要忍耐，千万不能随意将导管拔出。

（6）非全身麻醉手术的患者在手术台上处于清醒状态，应安静闭目接受手术，不要随意和医护人员谈话，更不要胡乱猜疑医护人员的某些话，以免引起误会或枉背包袱。

94. 什么是择期手术、限期手术和急诊手术？

外科手术根据疾病的危急程度分为择期手术、限期手术和急诊手术。

急诊手术是指需要在最短的时间内必须进行的紧急手术，否则会危及患者的生命，如肝破裂、脾破裂导。

限期手术是指需要在一定限期内实施的手术。即外科手术时间不宜过久延迟，手术前也有一定的准备时间，否则会影响其治疗效果或失去治疗的有利时机的一类手术，如各种恶性肿瘤的根治性手术。

择期手术是指可以选择适当的时机实施的手术，手术时机的把握不致影响治疗效果，容许术前充分准备或观察，再选择最有利的时机施行手术。如对良性病变进行的手术、整形类手术等。

95. 什么叫根治性手术？什么叫姑息性手术？

根治性手术是指以力求达到根除疾病为目的的命名的外科手术，属于局部治疗手段，对不同恶性肿瘤实施根治性手术切除的

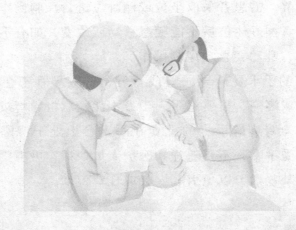

范围都有具体规定，是恶性肿瘤外科治疗的标准术式之一。对于绝大多数早期恶性肿瘤患者通过根治性手术可以达到根治的目的。

但需注意的是，根治性手术并非都能达到根除肿瘤的目的，此外，某些早期癌症并不需要切除如此大的范围也能达到"根治"的效果，并能保留器官的功能。因此，患者及家属应该听听医生们的建议是否实施根治性手术或保留器官功能的手术。

姑息性手术是指以减轻患者痛苦、提高生活质量，延长生存期、减轻体内肿瘤负荷为目的切除原发病灶或转移性病灶的手术。

96. 什么样的肾癌患者可以选择手术治疗？

外科手术治疗可以治愈早期、中期肾癌，即使对晚期肾癌患者，如果患者身体状况允许，切除患肾后也可增加免疫治疗或靶向治疗的疗效。因此，对于肾癌患者，无论分期的早、中、晚期，只要患者身体状况良好，均可选择手术治疗。

97. 肾脏外科手术方式和方法有哪些？

肾脏外科手术方式包括传统的**开放性手术**和腹腔镜或机器人手术。根据手术切除的范围手术名称主要包括根治性肾切除术和保留肾单位手术两大类。20 世纪 90 年代以前，肾脏手术只能通过**开放性手术**进行，1990 年 Clayman 等完成首例腹腔镜根治性肾切除术后，腹腔镜手术被逐渐推广应用。同**开放性手术**相比，腹腔镜手术具有减轻手术后切口疼痛、切口及疤痕小、住院时间短、术后恢复快等优点，并且长期**随访**结果显示两种术式疗效相同。腹腔镜手术主要适用于肿瘤局限于肾包膜内、无周围组织侵犯以及无淋巴转移及静脉瘤栓的局限性肾癌患者，同时要求患者没有同一侧肾手术史、肾周感染史、腹腔内大手术史。对伴有淋巴结转移、下腔静脉瘤栓以及肿瘤明显外侵的肾癌患者更适合于**开放性手术**治疗。腹腔镜肾手术可经腹腔、腹膜后及手助腹腔镜三种手术途径进行，切除范围及标准与**开放性手术**相同。2000年7月达·芬奇机器人手术系统通过了美国 FDA 的认证核准运用于临床，开创了达·芬奇机器人手术时代。目前，国内也已经开展了机器人手术，但尚未普及，主要障碍是机器人手术的费用昂贵。

98. 开放性肾脏手术通常取什么样的手术切口？

在腹腔镜和机器人手术问世之前，外科手术需要取比较大的切口实施手术，医学上称其为**开放性手术**。常用的开放性肾脏手术可以通过腰部切口、腹部切口和胸腹联合切口三大手术路径进行。切口长度通常在 20～30cm。

（1）腰部切口：是最常用的肾脏手术入路，患者需侧卧位，患病部位的一侧在上，在腰部由后向前下的斜行切口。医生们会根据患者肾脏位置的高低、肿瘤的大小及部位等决定采用经过第十二肋切口、第十一肋间切口和第十一肋切口。该切口路径最大的优点是手术操作不经过腹腔，因而对腹腔内脏器的影响小，可以避免肠粘连、肠梗阻等手术并发症。由于腹腔内脏器及脂肪等坠向前方，便于良好地显露肾脏，尤其是对肥胖患者更为合适。

（2）腹部切口：经腹部入路的选择切口的方式较多，可以采用沿肋骨下缘的斜切口，也可以选用腹部的纵行切口或横切口。该入路最大的特点是显露肾脏的血管及腹部大血管较好，因此，有利于同时切除肾脏并同时处理下腔静脉内的瘤栓。其缺点是可引起腹腔内手术并发症，但经肋缘下的斜切口也可以不入腹腔在腹膜外实施手术，可以避免或减少经腹腔手术并发症。

（3）胸腹联合切口：通常只适用于巨大肾肿瘤，其特点是显露好，但可引起胸腔、腹腔手术并发症，手术对患者损伤较大，手术后恢复较慢。医生们会依据患者肿瘤的临床分期、肿瘤的部位、患者的体型以及主刀医生对各种手术入路掌握的熟练程度，为患者选择合适的手术切口。

99. 什么叫根治性肾切除术？

医学上为了统一、规范治疗方法，每一种手术都有统一的名称和手术切除标准，根治性肾切除术也只是各种肾脏手术当中的一种，与**单纯性肾切除术**相比切除范围有所扩大，这种手术的标准是在 1963 年由 Robson 教授提出，该术式的标准切除范围包括：肾周筋膜、肾周脂肪、患肾、同侧肾上腺、从膈肌脚至腹主动脉分叉处腹主动脉或下腔静脉旁淋巴结以及髂血管分叉以上输尿管。

100. 根治性肾切除术时一定要切除同侧肾上腺吗？

答案是否定的。在 20 世纪 60 年代由于缺少除外科手术以外的有效的治疗方法，为了提高治疗效果，只能依靠扩大手术范围。经过 50 多年临床研究，人们发现扩大手术切除范围不再是唯一的治疗癌症的方法，选择适当的患者缩小切除范围同样可以达到"根治"肿瘤的目的，而且还可以保留患者的器官功能，提高其生存质量。现代观点认为，符合下列四个条件者可以选择保留同侧肾上腺的根治性肾切除术：①临床分期为Ⅰ期或Ⅱ期；②肿瘤位于肾中、下部分；③肿瘤<8cm；④术前CT检查显示肾上腺正常。但此种情况下如手术中发现同侧肾上腺异常，应切除同侧肾上腺。

101. 开放性或腹腔镜下根治性肾切除手术各适合哪些肾癌患者？

20世纪90年代，医学上发明了腹腔镜下根治性肾切除术手术，使外科手术技术发生了质的飞跃，改变了单一**开放性手术**的模式，减少了对患者的创伤，加快了手术后的恢复，但增加了治疗费用。经过20多年的临床研究显示，对于早期肾癌开放性根治性肾切除术的疗效与腹腔镜下根治性肾切除术的疗效相同，对于早期肾癌腹腔镜手术已经是标准的肾癌手术方式之一。但对于

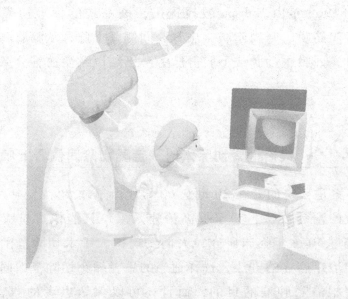

中期、晚期肾癌，目前，各国制订的《肾癌诊治指南》中只推荐采用开放性根治性肾切除术，尚不适合于腹腔镜根治性肾切除术，随着技术的不断进步，腹腔镜手术的**适应证**也将会不断扩大。对于早期肾癌患者腹腔镜手术与**开放性手术**的疗效相同，两种手术方式均可选择，但对于中期、晚期肾癌患者更适合于**开放性手术**。

102. 什么叫保留肾单位手术？

保留肾单位手术是指保留患病一侧肾脏的手术总称，英文全称是 nephron sparing surgery，通常缩写为 NSS。其主要目的是在治愈肾癌的同时保留患侧的肾功能，避免或减少因手术后肾功能不全导致的血液透析。

103. 保留肾单位手术治疗肾癌安全有效吗？

保留肾单位手术治疗肾癌是安全有效的。早在 20 世纪开始只有单侧肾脏或对侧肾脏无功能的肾癌患者，医生们只能对其进行保留肾脏的手术，经过几十年的经验总结，医生们发现，对于早期肾癌患者实施保留肾单位手术的疗效与根治性肾切除术的疗效相同，而患者手术后的肾功能好于根治性肾切除术的患者。因此，各国制订的《肾癌诊治指南》都推荐对于早期肾癌患者可以选择保留肾单位手术。但由于保留了患病一侧肾脏，就有患侧肾脏肿瘤复发的危险，这种危险机率是 2%～4%。而根治性肾切除术后的患者，被保留的对侧健康肾脏肿瘤复发的机率也同样具有 2%～4%。因此，是否采用保留肾单位手术主要取决于肿瘤的大小和部位，对于肿瘤较大、位于肾脏中心部位的患者不太适合保留肾单位手术。此外，保留肾单位手术由于暴露肾单位手术时间要长于根治性肾切除术，术中、术后并发症也高于根治性肾切除术。因此，对于高龄、体弱以及**凝血功能**不好等肾癌患者应慎重选择保留肾单位手术。

104. 哪些肾癌患者应该首先考虑选择保留肾单位手术？

对于手术后将导致肾功能障碍的肾癌患者均应首先考虑选择保留肾单位手术，医学上称其为保留肾单位手术**适应证**：①发生于解剖性或功能性的孤立肾；②如果做根治性肾切除术，将会导致肾功能不全或尿毒症的患者，例如对侧肾功能不全或无功能者；③双侧肾癌患者。

105. 哪些肾癌患者需要考虑选择保留肾单位手术？

经过手术，生活一段时间以后有可能导致肾功能障碍的肾癌患者可考虑选择保留肾单位手术，医学上称其为保留肾单位手术相对**适应证**：①对侧肾存在某些良性疾病，如肾结石、慢性肾盂肾炎的肾癌患者；②其他可能导致肾功能恶化的疾病（如高血压、糖尿病、肾动脉狭窄等）的肾癌患者。对于这些患者实施根治性肾切除术后将有可能导致肾功能不全或尿毒症，因此，如果条件允许，也需要考虑选择保留肾单位手术。

目前，各国制订的《肾癌诊治指南》中对保留肾单位手术**适应证**和相对**适应证**的肾肿瘤大小没有具体限定。只要能够保留患者肾脏都可考虑选择保留肾单位手术。

106. 双侧肾功能正常的单侧肾癌患者是否也可以选择保留肾单位手术？

许多肾癌患者双侧肾功能良好，也没有潜在影响肾功能障碍的其他疾病，这样的患者是否也可以选择保留肾单位手术呢？可以，由于医学的发展和技术的进步，对于早期肾癌患者实施根治性肾切除术与保留肾单位手术的疗效相同。对这样的患者实施保留肾单位手术，医学上被称为可选择保留肾单位手术**适应证**，患者需满足以下条件：①对侧肾功能正常；②临床分期 T_{1a} 期（肿瘤 ≤4cm）或 T_{1b} 期（肿瘤最大径 4~7cm）；③肿瘤位于肾脏周边；④单发的无症状肾癌患者。对于满足上述四个条件的患者也可以选择保留肾单位手术。

107. 麻醉恢复室是怎么回事？

麻醉恢复室又称为麻醉后监测治疗室，负责对手术麻醉后的患者进行严密观察和监测，直至患者的**生命体征**恢复稳定。恢复室紧邻手术室，以便于麻醉医生或外科医生对患者的观察及处理，如发生紧急情况也便于送往手术室进一步治疗。

手术与麻醉都会在一定程度上扰乱人体的正常生理，特别是对那些术前一般情况较差、经受了全身麻醉或大型手术的患者。手术后患者如存在麻醉未醒、呼吸循环功能不稳定等需要持续监护的情况，将被送入麻醉恢复室。麻醉恢复室内配备有专门的麻醉医生、麻醉护士及齐全的设备，能实施及时有效的监测和抢救，使患者顺利度过手术后、麻醉后的不稳定时期，保证患者的安全。

108. 术后患者家属需要做点什么？

为了减轻和消除手术给患者身心带来的创伤，使患者尽快康复，往往需要患者家属、亲友的配合及参与才能获得更好的效果，在以下几个方面患者家属都能积极发挥作用：

（1）心理支持：积极安慰和鼓励患者，认真倾听患者的倾诉，并给予支持和理解。帮助患者分散注意力，使患者放松心情，如帮助患者按摩、锻炼、听音乐等。保持环境的整洁舒适，并始终陪伴在患者身旁。严格遵从医嘱，对有疑虑的患者给予心理疏导，讲解治疗的重要性。

（2）切口照顾：保持局部的清洁和卫生，避免伤口感染，伤口拆线前尽量避免碰撞挤压。发现伤口有感染、化脓、流血等情况时应请医护人员处理。

（3）各种引流管：对引流管要注意是否通畅，观察其引流量、引流液的色与质。在患者翻身或下床活动时则应固定好引流管，防止其脱落。

（4）饮食方面：患者术后饮食应严格遵守医务人员的嘱咐。消化道术后等胃肠道功能恢复后，饮食初起应为流食、半流质饮食，如牛奶、稀饭、藕粉、红枣粥、肉汤等，继而是易吞食、易消化、营养丰富的软食，如面包、馄饨、面条等，配以肉、鱼、蛋、豆制品、蔬菜、水果等，对部分身体虚弱或胃肠功能不足的应采用少量多餐的进食方式。部分患者可根据需要给予**要素饮食**。

（5）早期活动：患者术后活动可以分床上活动和离床活动两种。床上活动主要是为患者翻身、拍背、按摩腿部或进行上肢、下肢活动。为带有输液管或其他导管的患者翻身时，应保护好导管以免脱落，翻身后检查各导管是否扭曲、折叠，注意保持管道通畅。尽早离床活动可以增加肺的通气量，有利于气管分泌物的排出，减少肺部并发症；促进血液循环，防止静脉血栓的形成；促进肠蠕动恢复，腹部手术患者减少肠粘连；有利于患者排尿，防止尿潴留。但是，患者担心活动会使疼痛加重，甚至怕切口裂开。因此，应帮助患者消除顾虑，并协助其活动。离床活动应在患者的病情稳定后才进行，在护士或陪护家属的协助下，先让患者在床边坐几分钟，无头晕不适者可扶着患者沿床缘走几步，患者情况良好时可进一步在室内慢慢走动，最后再酌情外出散步。

109. 术后患者该如何与医护人员配合，以利于身体的康复？

癌症和其他疾病一样，有相当数量的患者是可以治愈的。对癌症不要过分恐惧和悲观，这不但无助于治疗，相反，由于精神过度紧张和焦虑，寝食不安，会降低身体的抵抗力，对术后恢复不利。既然手术已经成功，手术后患者更应放下思想包袱，吃好、睡好，增强自身的抵抗力。

针对癌症的手术通常是需要在全身麻醉下进行，麻醉过程中需要在你的气管内留置一根导管，所以，手术后痰液可能会比较多，为防止呼吸道感染，要尽量把痰液排出。

饮食方面也要做到荤素搭配，多补充蛋白质、维生素、矿物质等，使摄入的营养比消耗的多，以提高机体的抗癌能力。如果医生没有提出特别要求，原则上不必忌口，多吃富于营养的食物，如肉、鱼、蛋、豆类、谷类等，尤其要多吃新鲜蔬菜和水果，因其含有丰富的维生素 C，对抗癌有一定的作用。不要吸烟，不要喝酒，不吃酸、辣等刺激性的食物，不吃过冷或过热的食物。

由于治疗癌症的手术常常是切除或部分切除了某脏器，对生理功能损伤往往较大，因此，恢复时间可能会较长。伤口愈合后应适当进行锻炼，原则是量力而行，循序渐进，持之以恒。

110. 术后患者伤口疼痛怎么办？

伤口疼痛是许多患者最担心的问题之一，伤口疼痛是人体应激反应的一个重要表现，是一种正常的生理心理活动。疼痛的程度与伤口大小、手术部位等有关，与人的焦虑情绪也密切相关，焦虑情绪越严重，机体的**痛阈**越低，心理上高度恐惧的患者对疼痛的敏感性增高。由于每个人对疼痛的敏感性不同，疼痛的程度因人而异。但是，随着医学的发展，已经可以解除或减轻患者术后疼痛。通常有两种方法减轻伤口疼痛，一种方法是在静脉或硬膜外腔留置手术后镇痛泵注药，该方法可以持续、平稳地减轻疼痛，但部分患者有较明显的头晕、恶心等不适；另一种方法是在疼痛剧烈时肌内注射止痛药，该方法止痛效果好，但持续时间短，通常可持续 2~4 小时。疼痛最明显的是手术后 48 小时内，以后渐渐缓解。手术后常用的止痛药都有不同程度的抑制肠胃运动的副作用，会影响患者下床活动的恢复，但短期使用不会产生依赖性。

111. 术后疼痛对患者有什么影响？常用的术后镇痛方法是什么？

术后疼痛可引起患者心率增快、血压升高等症状；患者还可因疼痛无法或不敢用力地咳嗽，可能会导致肺部并发症；疼痛导致的胃肠蠕动减少会使胃肠功能恢复延迟；疼痛造成的肌肉张力增加、肌肉痉挛、限制机体活动等会促使深静脉血栓的形成；疼痛还可导致失眠、焦虑、恐惧等情绪障碍。手术后疼痛控制不佳是发展为慢性疼痛的危险因素。

目前，常用的术后镇痛方法是放置术后自控镇痛泵。术后自控镇痛泵给药途径有三种：①经过静脉途径：通道接在静脉内给予镇痛药；②经过硬膜外途径：通道接在硬膜外腔给药；③经过皮下或神经根途径：通道接在皮下或神经根给药。一般无需借助手控开关，自动开关给药即可满足患者需求。个别疼**痛阈**较低的患者可加用手控开关，根据疼痛的程度患者可自行按压手控开关增加镇痛药物的剂量。手术后自控镇痛泵更容易维持最低有效镇痛药浓度，且给药及时、迅速，基本解决了患者因为个体差异对于止痛药的需求，有利于患者在任何时间、不同疼痛强度下获得最佳的止痛效果。

112. 术后患者躁动怎么办？

全麻手术后由于各种原因（药物的残余作用、疼痛刺激、导尿管刺激、术前过度紧张焦虑等）有些患者可能出现情绪波动、躁动不安，这时家属应该配合医务人员做好患者的固定工作，以防其跌落或碰伤，同时尽量安抚患者，注意观察异常情况，及时向医生、护士汇报，要有专人陪伴在患者身边直到其完全清醒。

113. 患同样疾病的老年人与年轻人麻醉风险有什么不同？

一般来讲，处于相同环境中年龄越大，麻醉与手术风险越大。与年轻患者相比，老年患者常合并有糖尿病、高血压、心血管疾病、脑血管病等全身性疾病，这些高危险因素会增加手术及麻醉的困难程度。对于老年患者，除非紧急手术，需要在手术前将患者的各项合并症尽可能控制在代偿良好的范围内，以降低麻醉风险。老年患者对于麻醉药的耐受程度、代谢排泄都要差于年轻患者，麻醉风险增加。但麻醉和手术的风险是由多种因素决定的，比如麻醉医生的经验、患者就诊医院的综合实力等，所以手术风险应该结合环境因素综合判断，只要准备充分，给老年人做手术也可顺利完成。

114. 术后恶心、呕吐与麻醉有关吗？

麻醉当中应用的一些药物会导致患者术后恶心、呕吐，女性患者发生机率要高于男性。同时部分肿瘤患者术中会在病变部位（盆腔或腹腔内）预防性应用一些化疗药物，这也会导致术后的恶心、呕吐。预防性的应用止吐药物会减少其发生机率，也会改善恶心、呕吐的症状。

115. 全身麻醉结束后患者醒来时会有什么感觉？

一般全麻恢复时，由于麻醉药物的作用还没有完全消失，患者可能会嗜睡，可能会有伤口疼痛或咽部不适，留置导尿管者可能因为尿道受到刺激有想尿尿的感觉等。通常麻醉医生在术前访视时会嘱咐患者，如果手术后麻醉恢复时出现这样的情况如何配合医生解决不适。比如：如果有导尿管可以直接排尿、如果伤口疼痛医生可给予合适剂量的止痛药。

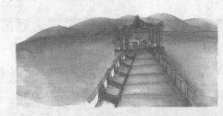

116. 手术结束后会有哪些状况？患者什么时候才能送回病房？

随着危重疑难患者施行复杂麻醉和手术的增加，手术的结束并不意味着麻醉作用的消失和主要生理功能的完全恢复，再加上手术麻醉期间已发生的循环、呼吸、代谢等功能的紊乱未能彻底纠正，麻醉后仍有发生各种并发症的危险。麻醉、手术后的患者仍需要由经过专业训练的医护人员在麻醉后恢复室进行精心治疗、护理，麻醉后常见的恶心、呕吐、疼痛、血压过高或过低等并发症才能得到及时处理。全麻患者必须在完全清醒（意识清醒、肌力恢复）后，并且各重要**生命体征**平稳才能送回病房。对于病情危重还需要手术后持续监护治疗的患者，必须送重症监护病房治疗。

117. 什么样的患者需要到重症监护室监护？

重症监护病房又称为 ICU，是英文 Intensive Care Unit 的缩写，原意为加强护理单位。重症监护病房是利用各种各样的现代化设备及先进的治疗手段，如呼吸机、监护仪、输液泵、起搏器、冰毯、胃肠道外营养等治疗手段，对危重患者进行非常密切的观察，并用特殊的生命支持手段，以提高这些患者存活机会的一个特殊治疗护理病区。ICU 收治对象为：各种危重的急性或慢性的可逆性疾病。主要包括：①各种复杂大手术后患者，尤其术前有合并症（如合并心脏疾病、糖尿病、高血压等）或术中**生命体征**不稳定者（如循环呼吸不稳定、大出血以及手术创伤比较大可能出现并发症的患者）；②心、肺功能衰竭的患者；③各种类型的休克；④有严重心律紊乱的患者；⑤严重感染、败血症、感染性休克等**生命体征**不稳定的患者；⑥器官移植术后；⑦各类急性脑功能障碍危重期的患者；⑧严重营养及水、电解质及代谢严重失衡者的患者；⑨各种原因心跳、呼吸骤停，心肺复苏后需进一步生命支持；⑩其他危重症需加强护理监测和治疗的患者等。

118. 肾脏手术患者苏醒后为什么会感觉很累？

这主要与手术时患者被摆放的体位有关。手术时通常需要患者取侧卧位，健侧在下，患侧在上，健侧腰部需要被垫高，健侧腿弯曲，患侧腿伸直，并以健侧腰部为中点将手术床两边分别向下倾下，使患侧腰部被抬起，并向头、脚两个方向牵拉，以便更好的暴露切口。保持这种姿势直至手术结束，由于腰部肌肉被长时间的牵拉，故患者手术苏醒后常会感觉很累，腰部不适，且总

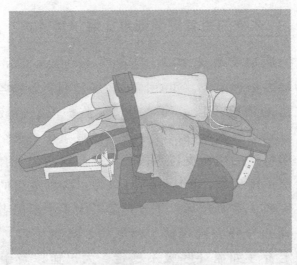

肾脏手术体位：侧卧位

想翻翻身活动一下。此时，可以在他人的协助下帮助患者侧一下身，可以减轻一下这种不适的感觉。

119. 术后患者为什么要穿弹力袜？

手术时间长、术后患者卧床等，都可能造成手术后下肢静脉血栓的发生。此外，恶性肿瘤、肥胖、高龄、留置中心静脉导管等也容易导致下肢静脉血栓的形成，局部可能出现的症状包括肿胀、疼痛或压痛、静脉曲张等。术后穿弹力袜，通过逐级递减的压力，有利于下肢血液的回流，有效预防下肢静脉血栓的发生。

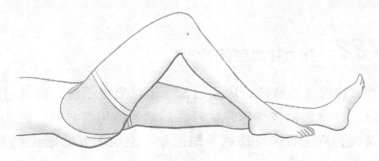

腿长型弹力袜

120. 怎么正确的穿弹力袜呢？

（1）护士根据患者体型选择合适尺寸的袜子：弹力袜分两种长度，一种是腿长型，适合卧床的患者；一种是膝长型，适合能够下地活动的患者。手术后的患者，根据病情由腿长型逐渐过渡到膝长型。

（2）手术当天早晨，护士为患者穿好弹力袜，再送患者去手术室；或者手术后回病房，立即为患者穿上弹力袜。

（3）患者早上起床前，躺在床上穿袜子；如已起床，让患者重新卧床，抬高下肢 10 分钟后再穿。保证穿好的弹力袜平整、无皱褶。

（4）每天可以脱下弹力袜两次，建议早晚各一次，检查下肢皮肤情况；但每次脱袜时间不宜超过 30 分钟，休息活动片刻后请再次穿上弹力袜。经常检查袜子有无皱褶、滑落，以免影响效果。

121. 出院后还需要继续穿弹力袜吗？

患者手术后穿弹力袜一般需要穿 3 个月。当患者每天下床活动时间大于 4 小时，可穿膝长型弹力袜，若弹力袜有破损需更换。

122. 弹力袜如何保养？

弹力袜需保持清洁，应用温水、中性皂液手洗，清洗时不要用力过猛，避免损害特殊弹性纤维。请勿使用漂白剂、热水或洗衣机清洗，清洗后应吊挂或平铺阴干，避免阳光暴晒损伤袜子。请勤剪手指甲、脚趾甲，在干燥的季节要预防脚后跟皮肤皲裂，特别注意在穿或脱弹力袜时，避免刮伤弹力袜。此外，还要经常检查鞋内是否平整，防止杂物造成弹力袜不必要的磨损。

123. 肾脏手术后患者为什么容易发生腹胀？

肾脏位于腹膜后，肾脏手术时腹膜后的神经受到刺激加上麻醉可抑制胃肠道运动，胃内容物不能排空，故导致腹胀。此外，患者呼吸时吞入空气会加重腹胀，加之手术后患者卧床不能活动，也不利于胃排空，也会加重腹胀。通常在肾脏手术后 2~3

天胃肠功能可恢复正常，患者开始排气、排便，但在排气前患者会感到腹胀难忍，甚至感到腹痛，排气后症状可以迅速缓解。

124. 肾脏手术后患者何时可以进食？

肾脏手术后通常需要禁食 2~3 天，禁食期间可由静脉输液维持机体所需营养。待病情稳定、胃肠功能恢复、肛门排气后方可开始进食，采取先饮水、流质饮食（米汤、藕粉），然后半流质饮食（软饭、汤面、馄饨），最后过渡到普食（如米饭、蔬菜、肉类）。

125. 术后近期饮食注意事项有哪些？

手术过后的饮食非常重要，稍有不慎不仅会影响患者的康复，还可能带来更多的损害，因此，手术后保持营养的均衡是非常重要的，各种外科手术过程中一般都有出血或组织液渗出，因此很可能会造成贫血及低蛋白质症，同时，疼痛、创伤及手术中的刺激会导致营养物质消耗的增加。所以手术后通过饮食保持营养均衡是术后伤口愈合、体质恢复所必需的。

在食物的选择上有三个注意事项：

（1）保证饮食的多样性：手术后要多进食营养价值比较高、清淡而又容易消化吸收的食物，尤其是**优质动物蛋白质**；其次是补充微量元素，尤其是锌与钾。锌是化学反应中的媒介，在促进蛋白（尤其是胶原蛋白）的合成中起重要作用；再次是各种维生素及纤维素的补充。它们可以增加抗感染的能力，而维生素A、维生素C、维生素E还可以促进伤口愈合；要避免食用猪油、动物内脏、鳗鱼，少吃肥肉及含胆固醇较高的海鱼等，还要避免烟、酒及浓茶等。

（2）根据患者病情选择食物：手术后一天内不宜进食牛奶、豆浆等易胀气的食物。患者能正常进食时，应给予熟烂、嫩、软、少渣以及营养搭配合理的食物。切忌为让患者增进食欲而投其所好，而进食辛辣、富含脂肪或煎炸的食物。可选用牛肉、鸡肉、鸽肉等高蛋白动物性食物作为主料，而适量减少碳水化合物的比例。

（3）根据术后时间选择食物：多数患者手术后 2~3 天开始恢复肛门排气，这表明肠道的功能开始恢复。早期进食和活动可增进肠道蠕动的恢复。如无特殊情况，排气后可进流质饮食（粥水、汤水等）。饮食一般第一阶段开始以清流食为主，如米汤、藕粉、果汁、蛋花汤等；随病情稳定进入第二阶段，改为流食，如牛奶、豆浆等；第三阶段为半流食，如粥等；第四阶段为软食或普通饮食。

126. 肾癌患者术后身上带的管子都是干什么用的？什么时候拔管合适？

肾癌患者实施手术后通常会带有 1~3 根伤口引流管、留置导尿管、静脉输液管。伤口引流管是为了引流出手术区域内的渗血及渗出的液体；留置导尿管是为了引流尿液，防止尿潴留；静脉输液管是为了给患者补充所需的液体、能量或药，并保持静脉输液通畅。各种引流管、输液管道都应注意保持通畅，要注意防止其意外脱落。

伤口引流管通常在手术后 3~5 天拔除，如果引流量比较多，也可酌情延长拔管时间，有些可在术后 6~7 天时拔除。留置导尿管一般在手术后 2~3 天拔除。

127. 手术后患者为什么会感觉切口内下方部位感觉异常？切口内下方部位为什么会逐渐隆起？

这种情况常发生在腰部手术切口的患者，由于手术时需要切开腰部由后向前一斜行向下长约 20cm 的切口，切口部位的皮肤、皮下组织及肌肉组织被逐层切开，伴随切口周围的皮下神经末梢也被切断，有时术中可能还会切断第十二肋或第十一肋间神经。手术后恢复过程中，有些被切断的神经末梢恢复连接时，患者切口附近会有过电样的针刺感觉，这种感觉通常在术后 1 周左右开始，可持续至半年左右。此外，手术中供应切口周围的一些血管也被切断、结扎，以至切口周围的组织，尤其是肌肉组织、血液供应及神经支配都不如健康的一侧，可使肌肉的张力减低，加上患者术后有意对手术一侧的保护，以及活动过少也导致患病一侧肌肉缺乏锻炼，加重了患侧肌肉不发达，且无力。由于患侧肌肉张力低于健侧，故当患者站立时，患侧切口内下方区域由于张力低的原因，会导致向外隆起。尽早加强活动，膨出现象就会不明显。一旦形成膨隆现象后再加强锻炼往往只是膨隆不再加重而已。因此为了避免手术切口内下方的膨隆，应该鼓励患者尽早活动，并加强腹肌的锻炼。

128. 患者术后为什么要进行早期活动？

由于手术创伤的打击，精神和体力的消耗，加之有的患者也害怕起床活动会影响伤口愈合，一般患者手术后都愿意静卧休息。其实，早期活动可使患者机体各系统功能保持良好的状态，预防并发症的发生，促进术后身体的康复，那么早期活动有什么好处呢？

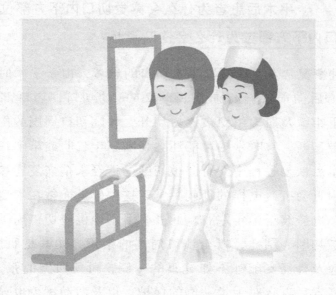

　　早期活动可以增加患者的肺活量，促进呼吸和肺扩张，可减少肺炎、肺不张的发生；促进血液循环，防止下肢静脉血栓形成；避免因肢体肌肉不活动而导致的肌肉萎缩；促进胃肠蠕动和排气，减轻腹胀和大便干燥；促进膀胱功能恢复，避免排尿困难；活动还可以增进患者食欲，利于身体康复。

　　手术后当天，患者即可在床上进行深呼吸、四肢屈伸活动及在他人协助下翻身。次日可在他人的协助下在床边扶坐，无不适可扶床站立，在室内缓步行走。活动时要掌握循序渐进、劳逸结合的原则，逐渐增加活动范围和活动量。避免没有准备而突然站立。感觉头晕、心慌、出虚汗、极度倦怠时应及时休息，不可勉强活动。

129. 肾癌术后有哪些并发症？如何预防？

任何手术都有风险，患者及家属应有所认识和准备。肾癌手术后并发症与手术方式、手术术式、患者的年龄及合并的疾病等都有关系。同普通手术一样，肾癌患者手术也会有麻醉意外、手术中或手术后大出血、手术后切口感染、切口延期愈合等。合并有肥胖、高血脂、高血压等患者也可能发生心肌梗塞或脑梗塞、肺动脉栓塞，由于术后下床活动过晚或过少易出现下肢静脉血栓。此外，肾脏手术还可引起气胸、术后肾功能不全或衰竭、手术后肋间神经痛等，保留肾单位手术后还可能出现漏尿、肾脏出血等问题。腹腔镜手术还可引起气栓、皮下气肿、腹腔镜术中高碳酸血症等问题。手术前和手术中医生们会做相应的准备和处理，患者和家属也应积极配合医生和护士，并遵医嘱、早期活动、加强营养，协助医护人员积极防止或减少手术并发症。

130. 肾癌患者手术后切口几天愈合？需要做哪些护理？

肾癌患者手术切口愈合时间与手术方式有关，如果是腹腔镜手术一般是手术后第7天拆线，如果是经过腹部入路的**开放性手术**一般也是7天拆线，而如果是腰部入路的**开放性手术**一般是手术后第9天拆线。如果手术后切口无渗出一般无需特殊护理，如果切口敷料被渗出浸湿应及时找医生或护士更换敷料，以保持切口清洁、干燥，易于愈合。

131. 肾癌患者术后多长时间可以洗澡？

首先要看伤口的愈合情况，一般愈合良好、无红肿疼痛化脓等情况，拆线3~7天就可以洗澡，但是伤口局部不应该浸泡时间过长，毕竟局部刚愈合伤口皮肤较薄，长时间浸水容易引发感染。其次，要看患者身体恢复情况，毕竟洗澡需要患者能基本自理，患者术后体质弱，长时间洗澡容易造成虚脱，一般主张采用淋浴的方式，避免盆洗或泡澡。

132. 肾癌患者手术后一般需要住院几天才能出院？

一般情况下切口愈合并拆线后就可以出院了，通常是手术后8~10天。如果手术后出现并发症则需要进一步治疗。

133. 早期、中期肾癌患者手术后需要其他治疗吗？

目前，对于早期、中期肾癌患者手术后尚无可推荐的标准辅助治疗方案。手术后的放疗和化疗不能减少转移率，如果手术切除彻底，术后不需要辅助性放疗和化疗。但对未能彻底切除干净的肾癌患者可选择术中或术后放疗。手术后进行辅助性的干扰素-α或白介素-2治疗对预防复发和转移也无明显益处。医学上也在积极探索有效的术后辅助治疗方法，目前正在进行临床试验的治疗方法有术后辅助各种靶向治疗等。

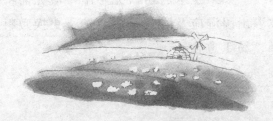

134. 肾癌患者手术后还要化疗吗?

肾癌患者手术后通常不需要进行化疗。早期肾癌患者手术治愈率接近100%,因此不需要化疗。中期肾癌患者手术后化疗不能预防复发或转移,因此也不需要进行化疗。晚期肾癌患者因化疗的疗效不如免疫治疗或靶向治疗,因此,通常首选免疫治疗或靶向治疗,只有少数情况下会首选化疗。

(二)放射治疗

135. 放射治疗是怎么回事?

简单来说,放射治疗简称放疗,就是利用放射线能杀死肿瘤

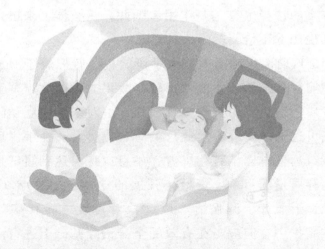

细胞的基本原理来治疗肿瘤。目前，用来治疗肿瘤的放射线主要有高能量的 X 射线、高能量的电子射线（β 射线）以及最常用来做近距离治疗的伽马射线（γ 射线）。这些射线进入到肿瘤内通过损伤肿瘤细胞核内的 DNA，导致肿瘤细胞死亡，从而达到治疗肿瘤的目的。

136. 放疗可取代手术治疗吗？

　　放疗和手术治疗同属局部治疗方法，也是治疗局限性肿瘤最有效的手段。但由于肿瘤的病因极其复杂，每种肿瘤的生物学特点也不尽相同，各种治疗方法的疗效也有差别，有些肿瘤应以外科手术治疗为主，有些肿瘤应以放射治疗为主，有些肿瘤则需以化疗为主。每位患者在被确诊时肿瘤的病理类型、分化程度千差万别，肿瘤的早、中、晚期也各不相同，所以，在决定治疗方案时需要综合考虑每位肿瘤患者的特点，分别采取不同的治疗方法，以求达到最佳的疗效。此外，患者的全身状况、求治意愿等对治疗方案的选择也有重要作用。因此，从整体上来讲，放疗取代手术的说法并不恰当。

　　放疗是目前治疗肿瘤的三大手段之一，肾癌属于对放射线不敏感的肿瘤，单纯放疗不能取得较好效果。术前放疗一般较少采用，手术后一般也不用进行常规放疗，但对未能彻底切除干净的Ⅲ期肾癌可选择术中或术后放疗。对肾癌骨转移、手术后局部复发、区域或远处淋巴结转移患者，姑息放疗可达到缓解疼痛、改善患者生存质量的目的。近些年开展的立体定向放疗（γ 刀、X 刀、三维适形放疗、调强适形放疗）对复发或转移病灶能起到较好的控制作用，但应当在有效的全身治疗基础上进行。

137. 用于治疗肿瘤的放疗技术有哪些？

用于治疗肿瘤的放射治疗技术大致分为常规放射治疗技术、三维适形放射治疗技术、调强放射治疗技术三类。

138. 常规放射治疗技术指的是什么？其存在哪些问题？

常规放射治疗技术也叫二维放射治疗技术，已经应用了近100年，现在不发达国家以及我国的很多医院仍在使用。这种技术较为简单，直线加速器对其所产生的 X 射线的调控通过一对或两对准直器来实现，照射范围只能进行长和宽的调节，也就是说只能产生不同大小的长方形和（或）正方形**照射野**。而其定位技术也是采用常规模拟机，简单说就像拍胸部 X 线正、侧位片一样，将需要治疗的部位拍一张正面像和一张侧面像。在这两张定位片上，医生看到的肿瘤与周围组织的关系是由投影所构成的，真正的关系无法在放射治疗中体现。医生在这两张照片上将肿瘤和需要照射的范围画出来。但肿瘤生长的范围并不规则，而加速器产生的**照射野**只能是长方形或正方形，为了适应不规则形状肿瘤的治疗，放射治疗学家想出了用铅块挡掉不需要的射线照射区域的方法，这样会避免正常组织损伤。由于只能在正、侧位两个方向上对**照射野**进行修饰，所以我们把它称之为二维照射技术。

从临床实践结果来看，常规放射治疗技术可以治疗肿瘤，但是在杀灭肿瘤的同时，大量的正常组织也受到损害，导致了相应的放疗并发症，有些放疗晚期并发症甚至非常严重，对患者生活质量的影响比较大。同时，由于肿瘤形状的不规则与周围正常组织或器官有重叠，为了避免正常组织或器官产生不能接受的并发症，有时不得不减少照射剂量，致使肿瘤组织无法获得足够的照射剂量，从而导致肿瘤局部控制率下降以及增加照射后肿瘤复发率。

139. 三维适形放射治疗技术指的是什么？其存在哪些问题？

CT 模拟机以及相应的计算机技术的问世开创了三维适形放射治疗技术。所谓三维，就是通过 CT 模拟机扫描所需要治疗的部位，将获得的 CT 图像传输到治疗计划系统，在治疗计划系统中的 CT 图像上，将肿瘤和需要保护的正常组织一层一层的勾画出来，在同一层 CT 图像上，我们需要勾画所有的肿瘤组织和正常组织（这一过程通常被称作画靶区），每一层上又有好多种不同的结构需要勾画，需要医生花大量的时间才能完成。完成靶区勾画后，需要物理师重建图像，也就是利用计算机技术，把需要治疗的部位建成一个虚拟的人体图像，在这个图像上，可以从各个方向上观察肿瘤与正常组织的关系，有了空间的概念，所以我们称其为三维放疗技术。这个称呼还差了"适形"两个字，也就是说还需要做"适形"的工作，这就需要比二维放射治疗技术先进的加速器了。这种加速器控制 X 射线的设备由铅门准直器变成了多叶光栅，也就是说，加速器产生的**照射野**形状使原来的只能是长方形或正方形变成了不规则的形状，这样就可以在三维方向上与本来就是不规则的肿瘤（照射范围）形状相匹配了，再通过计算机计划系统算出各个**照射野**需要的照射时间和照射剂量。因此，这种技术被称为三维适形放射治疗技术。由此看出，三维适形技术比二维技术复杂、先进，其对定位设备、加速器、放疗从业人员、治疗计划系统的要求大为提高。同时三维放射治疗技术由于适形度增加，使肿瘤能够获得所需的控制剂量，治疗肿瘤的疗效得以提高，对正常组织的保护也优于常规放射治疗技术。

与常规放射治疗技术相比，三维适形放射治疗技术是放射治疗的一大进步，但仍有一些缺陷，主要体现在以下几个方面：①我们通常把需要照射的范围划分为三个区域：肿瘤区域、肿瘤周围邻近区域和可能出现转移的区域。对这三个区域而言，需要照射的剂量是不一样的，三维适形放射治疗技术不能在同时给予这三个区域不同剂量，所以需要分三个阶段来完成，而后一个阶段均会对前一个阶段产生影响，这种影响对肿瘤治疗和正常组织保护都是存在的。②三维放射治疗技术的**照射野**方向的确定，只能由物理师和医生根据肿瘤和正常组织的相对关系以及治疗经验来确定，选择的照射方向可能不是最理想的。

140. 什么是调强放射治疗技术？

近些年新开发的调强放射治疗技术能够解决常规放射治疗技术和三维适形放射治疗技术存在的主要问题。调强放射治疗需要高级计算机控制加速器的多叶光栅中的每一个叶片，在治疗过程中，这些多叶光栅的叶片可以独立运动，在一次治疗完成之后，可以同时给予不同区域所需要的不同剂量，这就是剂量强度调节，简称调强，适形在这个技术中是基本条件。有了能够做调强适形放疗的加速器，还需要解决**照射野**方向的问题，这需要功能强大的计算机计划系统从各个方向上去计算，从中挑出最好的**照射野**方向，这叫逆向调强放射治疗计划，也就是说，我们先确定肿瘤治疗的剂量，让计算机帮我们选择治疗的最佳**照射野**的方向以及各个方向上最佳的剂量。由此可以看出，调强放射治疗技术比三维适形放射治疗技术要求更高，肿瘤所接受的照射剂量分布更加适形，更容易得到足够的控制剂量，同时对正常组织保护也更好，患者获益也更多。

141. 调强放射治疗有哪些好处？

调强放射治疗的好处体现在两个方面：①使得肿瘤受到的照射剂量能够尽可能满足能够控制肿瘤的要求；②能够降低对正常组织的照射剂量，正常组织损伤减轻，有利于提高患者生活质量。不同的肿瘤从调强放射治疗中获益的程度并不相同，以上这两方面的权重也不一样，有时候会考虑让肿瘤接受的放射剂量多一些，有时候会考虑降低接受的放射剂量保护正常组织的价值更为重要一些，医生们会从患者的需求及肿瘤的具体状况出发综合考虑，目的就是使患者得到最好的疗效和最小的正常组织损伤。

142. 什么是放疗的定位和 CT 模拟校位？

放射治疗利用射线杀死肿瘤，非常重要的一点就是我们需要知道肿瘤在身体的哪个部位，周围有些什么样的结构，他们和肿瘤组织是什么样的相对位置关系？其中哪些是非常重要的，是必须要保护的，患者采用什么样的体位比较舒服、且适合放射治疗的要求，用什么方法固定能够保证患者在每次治疗时的位置一致？了解这些内容的过程就是定位的过程。定位方法有两种，一种是常规模拟机定位，一种是 CT 模拟机定位。常规模拟机定位获得的是患者需照射部位的正、侧位影像；而 CT 模拟定位获得的是患者需照射部位的断层图像，再经过计算机处理后可以获得整个需照射部位的三维立体图像，非常逼真的还原肿瘤和周围组织的关系。现在大多数放疗中心采用 CT 模拟定位。

143. 什么是放疗的靶区勾画？

调强放疗的靶区勾画是确定哪里是肿瘤、哪里是肿瘤比较容易侵犯的部位、哪里是可能侵犯和转移的部位、哪些组织和结构是必须和重点保护的、哪些组织是需要尽可能保护的、哪些组织因为肿瘤的关系必须和可能要损伤的一个临床思考和决定过程。这个过程最能体现医生的水平和临床经验，是决定治疗成败的关键，所以医生通常会在这个环节花费很多的精力和时间，反复比对 CT 和核磁以及内镜检查和临床查体的情况，在 CT 定位图像上仔细斟酌，确保不遗漏肿瘤和尽可能保护正常的组织。大的三甲医院在这方面有严格的管理制度，首先要组织治疗小组成员讨论确定肿瘤的状况（分期），然后提交到专业组集体讨论（所有的专业组医生都要参加，这既是一个治疗决策过程，也是一个对下级医生传、帮、带的过程），对那些治疗小组认为可疑、不太确定的问题进行仔细的研究，通过集体的研究进行确认，并对治疗提供恰当的建议，以保证治疗质量。

144. 放射治疗的流程是怎样的？

放射治疗是一个系统工程，需要做大量的工作，一般把整个放疗过程分成三个阶段：第一阶段为准备阶段，第二阶段是放疗计划设计阶段，第三阶段是放射治疗的执行阶段。

准备阶段需要完成的工作：确定肿瘤分期，明确肿瘤范围。做好放疗前准备工作，肿瘤合并有感染者也需要控制感染，如全身应用抗生素等。如果有其他影响放疗的合并症也需要先治疗纠正。

计划设计阶段：完成患者 CT 模拟定位、靶区勾画和放疗计划的计算，放射治疗计划的验证。

放射治疗的执行阶段：放射治疗开始执行，每周需要进行治疗位置是否正确的验证，并对患者的肿瘤和正常组织进行检查，观察疗效，如有反应给予相应的处理。

145. 放疗前患者需要做哪些心理准备？

放射治疗是一个相对较长的过程，患者在治疗前需要做的准备有几点：①需要患者树立起战胜疾病的信心，如鼻咽癌对放疗敏感，目前治疗效果非常理想，要相信在医生努力和自己的配合下，一定能够治愈。②需要患者调整好心态，有的患者得知自己患病后非常恐惧，这样对治疗疾病百害而无一利。因此，在治疗前一定要放宽心，坦然面对，积极配合治疗。③需要患者做好克服困难的心理准备，放射治疗过程中会出现一些副反应，这是机体对外来刺激的生理反应，医生也一定会想最好的办法把副反应的发生率和严重程度降到最低，完全有办法让你完成治疗。

146. 放射治疗对患者的着装有什么要求吗？

为了减少对照射区域皮肤的摩擦和刺激，建议患者放疗期间穿柔软宽松、吸湿性强的纯棉类内衣；避免穿粗糙及化纤类衣物。头颈部接受放疗的患者，上衣最好穿无领开衫，不要穿硬领衬衫，男士不打领带，便于穿、脱和保护颈部皮肤。

147. 对肾癌脑转移放疗前为什么要拔除坏牙？

肾癌脑转移的放射治疗照射的范围大、剂量高，尽管现在调强放射治疗技术对正常组织能够进行较好的保护，但与肿瘤邻近的结构无法避免部分接受高剂量照射，这些结构受到高剂量照射后，会在治疗后比较长的一段时间后出现晚期的损伤，其中颌骨（尤其是下颌骨，通常所说的长下牙的骨头）有可能出现放射性坏死，这种骨坏死除了与接受照射的剂量相关外，还与是否有坏牙以及放疗后过早进行坏牙和颌骨的处理相关，因此，为了降低和避免放射性骨坏死的发生，在放疗前需要将口腔内的坏牙先拔除。

148. 肾癌脑转移放疗时对患者的头发有什么要求？

对肾癌脑转移灶放射治疗时需要用一个面罩进行固定，以保证治疗体位准确和重复性好。女性患者的长头发在定位时如果拢在一起放在脑后，会出现每次治疗时位置不一致的情况，所以，通常要求女性患者在治疗前将自己的长发剪成短发，像运动员一样的短发。男性患者呢，就要注意避免在治疗过程中修剪头发，由于治疗过程需要 2 个月左右，所以建议男性患者在定位前将自己的头发适当修短些，在治疗期间就不要再剪头发了。对其他部位肿瘤的放射治疗，其头发无特殊要求。

149. 合并有糖尿病的患者会增加放疗的风险吗？怎么应对？

糖尿病是一种常见病，很多患者在诊断癌症时合并有糖尿病，有的已经有几年糖尿病病史了，有的是初次发现患有糖尿病。那么，糖尿病会影响放疗疗效吗？会增加放疗副作用吗？

糖尿病一般不会影响放疗疗效。首先，糖尿病是能控制的，好多患者患有糖尿病多年，但一直控制得很好。即使是初次发现患有糖尿病，也有办法把血糖控制在正常范围内。所以，合并有糖尿病的癌症患者不必担心。

伴有糖尿病患者的正常组织对放疗要敏感些，可能放疗反应要稍微重一些。医生在治疗过程中会密切关注患者的反应，给予积极的处理，保障患者能够顺利完成治疗。有血糖仪的患者，可以增加监测血糖的次数和频率，及时了解血糖控制情况并告诉医生，协助控制好血糖。

150. 肿瘤患者有高血压，对放疗有什么影响？

高血压也是目前常见疾病之一，很多患者诊断为肿瘤时也合并有这种疾病。如果病情不严重，服药能够控制，一般是不会影响放疗的进行。因此，合并有这些疾病时，也不要太紧张，控制好后可以接受放射治疗，但一定要控制在正常水平。

151. 癌症患者放疗期间怎么应对其他的疾病合并症？

有些癌症患者可能会合并有其他的疾病，如心脏病、高血压、甲亢、糖尿病等，这些合并的疾病多是常见病，并不稀奇，有合并症的癌症患者也不必紧张，这些疾病都有办法控制。得到良好控制的这些合并症，不影响癌症的放射治疗。治疗中医生会关注这些疾病的控制情况。作为患者，不要忘了服用治疗合并症的药物，并及时向医生反映病情变化情况。

152. 放疗过程中患者会有哪些身体反应？

放射治疗过程中身体出现的反应有全身反应和照射局部反应两种。全身反应包括恶心、食欲下降、疲乏，有时候会导致血象的下降。局部反应则与照射部位有关，包括照射部位的皮肤反应，不能一概而论，具体病变不同其照射范围不一样，患者身体情况差异出现的反应也不一样，轻重程度也不一样。如照射头颈部会出现口干、口腔黏膜溃疡、吞咽疼痛；照射胸部可能会导致肺炎、气管炎、食管炎等；照射腹部会出现恶心、呕吐、腹痛、腹泻等症状。

153. 放疗期间患者的皮肤应如何保护？

放疗期间可通过以下几方面保护好**照射野**皮肤：①要保持**照射野**皮肤清洁、干燥，减少物理及化学性的刺激；可用清水温和的清洗；不要用碱性肥皂，更不能按摩和用力揉搓；避免使用酒精、碘酒、胶布及化妆品；避免冷、热敷的刺激。②充分暴露照射部位的皮肤不要覆盖或包扎，如出现瘙痒，不要抓挠，避免人为因素加重反应程度，医生会根据具体情况指导用药。③当皮肤出现脱皮或结痂时，请不要撕剥；剃毛发时，应使用电动剃须刀，避免造成局部损伤。

154. 放疗的副反应可以预防和减轻吗？

放疗的副反应分为早反应（急性反应）和晚期并发症，与照射的部位、剂量的大小、照射范围以及是否联合同期化疗有密切关系。

　　放疗副反应与手术后会在皮肤上留下疤痕、接受化疗时会有相应的不良反应一样非常常见，是机体对外部刺激的一种正常反应，并不奇怪，不必紧张，也并不那么可怕。放疗科医生在给患者治疗时，除了追求最佳的控制肿瘤效果外，同时也会特别关注降低放疗副反应、提高患者的生活质量。通常会采取先进的放射治疗技术，准确设定治疗范围，对正常组织加以很好的保护，使副反应发生的机率和严重程度降至最低。在治疗过程中，也会给予相应的处理和支持治疗，减轻放疗的副反应，以期保证绝大多数患者能够顺利完成放射治疗。

155. 怎样自我检测放射治疗的效果？

　　对患者来讲，最关注肿瘤对放射治疗是否敏感、治疗效果好不好。在治疗过程中，有没有办法自我检测疗效呢？让自己心里有底呢？

　　对不同的肿瘤，患者能够自己判断的程度是不一样的，对看得见、摸得着的比较好判断一点，对那些位置深、查体看不到的肿瘤自我判断比较难。患者可以用以下方法试着帮助判断效果，当然最终的判断仍然需要医生来决定。

　　最主要的是根据症状的变化来判断是否有效，也就是说，患者是因为什么原因去医院看病的，这些原因在治疗后有没有变化，如果有变化，说明治疗起作用了。如患者是因为鼻涕带血来看病的或者合并有鼻涕带血，治疗后鼻涕带血减少或消失了，说明可能有效了。有的患者是耳鸣、听力下降来看病的，治疗后耳鸣好了，听力恢复了，说明治疗有效了。鼻子堵的患者，治疗后通气了，不堵了。有头疼的患者，头疼减轻了或者不疼了，看东西时的双影没有了，脖子上的包块明显小了等，都能反映治疗有效。可以根据这些来判断，每一点进步和改善，患者都能够体会、了解，增强治疗的信心。当然，具体疾病需要具体分析。

156. 放疗期间可以联合靶向药物吗？

分子靶向治疗药物治疗肿瘤具有非常强的特异性，它可以针对肿瘤细胞发生、发展生长过程中的特定分子靶点对肿瘤细胞起杀伤或抑制作用。但由于调控肿瘤细胞生长和肿瘤细胞特征的位点特别多，是一个网络，大部分分子靶向治疗药物单用的时候，其治疗肿瘤的有效率只有15%~30%。目前，大部分临床研究证明，分子靶向治疗药物与放射治疗和（或）化疗联用能起到较好的效果。因此，放疗期间可以联合使用有效的分子靶向治疗药物。

157. 放疗中营养支持为什么特别重要？放疗中什么食物不能吃？

放射治疗时间长，照射的组织多，特别是口腔黏膜、咽部的黏膜比较娇嫩，头颈部放疗过程中会出现黏膜炎，导致口腔疼痛、吞咽疼痛，严重影响进食，导致体重下降；胸部肿瘤放疗时会出现食管炎；腹部肿瘤放疗时会出现腹泻等症状。同时，放射治疗的全身反应还有食欲下降，这些情况会使患者吃不下饭，或者营养吸收不好，会导致营养不良。营养不够的危害非常大，主要有几个原因：①由于进食减少，营养不够，身体合成红细胞、血红蛋白的原料减少，会出现贫血；贫血会引起血液运送氧气的能力下降，肿瘤会因此而缺氧，而缺氧的肿瘤细胞对放射线非常抗拒，影响疗效。②由于营养不良，身体抵抗力下降，易患感染、感冒等，会出现发烧甚至高烧，需要中断放疗，影响疗效。③身体抵抗力和免疫力下降后，抵御肿瘤细胞侵袭的能力下降，容易出现远处转移，总体治疗效果下降。④由于营养不良，会出现体重下降，体重下降后肿瘤与周围健康组织的相对关系会发生改变，会导致肿瘤和正常组织的放疗剂量与事先计划的剂量不一致，使肿瘤控制率下降或正常组织损伤加重。因此，接受放射治疗的患者在治疗过程中以及治疗后一段时间（急性反应恢复期）的营养支持非常重要，患者一定要克服困难，尽可能保持体重不下降。

放疗过程中对食物的种类没有特殊要求，以**高蛋白、易消化和易吸收的食物**为主，一般忌食辛辣食物。对头颈部、胸部、食管等部位的癌症患者，食物要求软，不宜吃带骨和坚硬食物，以免损伤口腔或食道黏膜，加重放疗反应等。

158. 放疗期间患者不想吃饭怎么办？

放疗的全身反应中会出现食欲下降，也就是说不想吃饭，严重时见到饭菜就想吐（这种情况少见）。还有些患者放疗过程中需要接受化疗，这会加重全身反应，食欲下降的也不少见。这种情况下，第一，要从思想上战胜自己，树立克服困难的信心。第二，医生会给予一些改善食欲、减轻放疗、化疗副作用的药物。第三，经常变换食物的种类和口味，从感官上增加食欲。

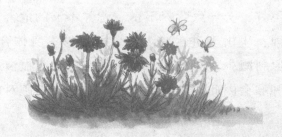

159. 放疗期间白细胞减少怎么办？需要停止放疗吗？

放疗期间白细胞下降的情况比较常见，但多数患者白细胞下降的程度都比较轻微，而且下降过程也比较缓慢，对治疗的影响较小。还有些患者在放疗前或者放疗期间同时接受化疗，这种情况下对血象影响较大，有时会出现Ⅲ～Ⅳ度的**骨髓抑制**，白细胞减少可能会少到一个比较低的水平。这种情况下，医生会给予药物治疗，患者也要加强营养供给，尽快恢复白细胞、血小板的水平，纠正贫血等。如果**血液学毒性**达到Ⅳ级，应该停止放疗，尽快恢复，同时避免感染。

160. 放疗期间需要使用治疗辐射损伤的药物吗？

目前，治疗**辐射损伤**的药物较少，有些药物会具有减轻放疗损伤的作用，可以考虑适当使用。但由于不同疾病照射部位不一样，损伤的类型和机制也有差别，需要具体疾病具体分析，需要咨询你的主管医生。

161. 放疗期间患者能洗澡吗？洗澡时应注意什么？

放疗期间患者可以洗澡，使用比较温和的沐浴液，并注意保护好医生在患者皮肤上画的标记。标记线会随着时间的推移变淡，尤其在夏天更容易变得不清楚，在洗澡前先看看标记线是否清楚，如果不清楚了，先找医生重新画一下再洗澡。洗澡时动作要轻柔，不要抠和搓擦放疗区域的皮肤，水温不宜过高。

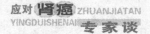

162. 放疗期间患者可以做运动吗？

患者放疗期间可以做适当的运动，如步行、慢跑、游泳、上下楼梯、打太极拳等，原则是以运动后不感到疲劳为宜。

163. 放疗后什么时候复查？复查时需要查哪些项目？

肿瘤患者接受治疗后对复查有些具体的要求，一般放疗后 1 个月复查，观察肿瘤消退情况和正常组织恢复情况，以后 2 年内每 3 个月复查一次，2 年以后每半年复查一次，5 年以后每 1 年复查一次。有症状复发或异常情况出现时，应及时到医院进行复查。

复查的项目与治疗时的检查项目基本一致，有特殊提示时会做一些特殊的检查。

164. 放疗结束后一段时间内需要继续使用放疗辐射损伤保护的药物吗？

如果放疗反应比较重，可以考虑继续使用一段时间的放疗辐射损伤保护药物；患者皮肤、皮下组织出现纤维化者，可考虑使用干扰素-α 较长一段时间。

165. 肿瘤患者在放疗后的日常生活中需要注意什么？

肿瘤患者接受治疗后的日常生活中应注意以下几点：①保持良好的心态和积极的生活态度，相信自己能够康复和战胜肿瘤。

②保持良好的生活习惯，正常作息，不过度疲劳。③坚持适当锻炼，强度以不感到累为原则。④定期到医院进行复查。

166. 癌症患者手术后多长时间进行放疗是最佳时机？

癌症患者手术后需要进行放疗的最佳时机在术后 4~6 周，一般不宜超过 8 周。由于放射治疗前需要了解手术后的情况，需要复查，一般需要 1 周左右的时间。住院或者门诊收治后，放射治疗准备还需要 1~2 周（不同疾病需要的时间不一样）。因此，术后恢复快的患者，在术后 2~3 周就应该到放疗科就诊，安排治疗相关事宜，以免耽误治疗。

当然，有些患者由于术后出现一些并发症，或者恢复较慢，耽误时间会长一些。如果耽误的时间太长，可能会对术后进行放疗的疗效产生影响，这种情况下，大的三甲医院通常会找具有丰富经验的教授级别医生或通过科室查房讨论决定方案，可能会建议你选择密切观察，有问题再进行治疗。

167. 接受放疗的患者在放疗期间能和亲人接触吗？

肿瘤不是传染病，不会传染给周边的人。体外照射的放射线以及**后装放疗**的放射线也不在患者体内存留，也不会发生辐射污染。接受放疗的患者在放疗期间可以与亲人接触，而且，和亲人在一起会让患者感受到亲情，充满温暖，增加战胜疾病的信心。

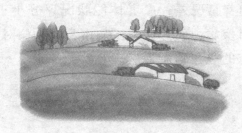

168. 放疗和核辐射有关系吗?

生活中我们会经常听到核辐射这个词,比较熟悉的有第二次世界大战期间在日本广岛和长崎爆炸的原子弹造成的核辐射,2011 年发生在日本福岛核电站泄漏产生的核辐射,以及苏联切尔诺贝利核电站爆炸事件导致的核辐射。这些核辐射事件导致了很多人死亡,存活者中许多人后来患了肿瘤,并造成了严重的环境污染。这些事件都令人心生恐惧,以至于有些人谈"核"色变。

放射治疗的射线和核辐射完全是两码事,首先它的辐射源与核电站或原子弹的不一样。其次,医疗上的放射线和放射源都是可控的,它的储存、应用都有严格的管理制度保证安全,不会对患者、操作人员以及公众产生类似核辐射的危险。此外,目前大多数肿瘤治疗中心应用的放射治疗外照射机器都是直线加速器,只有在接通电源的情况下才产生射线,而且这些射线受到非常好的控制,操作人员、患者都是非常安全的。当然,在需要接触这些射线时,操作人员会告诉患者防护方面的知识。所以,大可不必在医生告知需要进行放射治疗时而感到紧张和害怕。

169. 什么样的患者不能耐受根治性放疗?

在以下两种情况下,医生会认为患者不能耐受**根治性放射治疗**:①患者的自身情况差,患者体能状况评分小于 60 分。②患者有严重的内科疾病,而且这个疾病本身比肿瘤对生命更具有威胁时,比如严重的心、脑血管疾病等。

170. 什么是放疗增敏剂？

决定肿瘤放射治疗疗效的因素非常多，其中，很重要的一点是肿瘤对放射治疗的固有敏感性，也就是说肿瘤本身对放射线敏感还是抗拒。尽管肿瘤放射敏感性与肿瘤可治愈性不是完全相等的一回事，通常来讲，放射敏感性差的肿瘤局部控制率差，局部控制不好，肿瘤转移的机会也增加，总体疗效会下降。

放射治疗医生和放射生物学家一直在努力解决如何预测肿瘤的放射敏感性和如何增加肿瘤的放射敏感性这两个问题。

能够增加肿瘤放射敏感性的物质都叫放射增敏剂，真正意义上的放射增敏剂是单独应用时对肿瘤没有杀伤作用，联合放疗应用时能够增强放疗对肿瘤的杀伤作用。目前，最有效的增敏剂是氧气，尽管大气中有丰富的氧气，但要利用它来增加肿瘤的放射敏感性仍然比较困难，目前还没有一套成熟和实用的方法来利用它。放射生物学家和核辐射防护学家发现了一类药物也能够增加肿瘤的放射敏感性，目前临床上常用的有甘氨双唑钠。放疗增敏剂联合放疗能够增加肿瘤放射敏感性，提高肿瘤局部控制率。临床上还有应用化疗药物来增加肿瘤放射敏感性，但化疗药物不是真正意义上的放疗增敏剂。

171. 什么情况需要用放疗增敏剂？

放疗对肿瘤局部的控制效果受多因素影响，与肿瘤的大小、肿瘤的血液供应情况、肿瘤的生长环境和肿瘤对放射线敏感性有关，还与肿瘤的生长方式（外形）有关。一般来讲，肿瘤体积大、肿瘤血液供应差（具体体现可能在 CT 或核磁检查的图像上，显示有肿瘤坏死，或者淋巴结中心坏死，周边强化）、肿瘤呈浸润性生长等情况，肿瘤对放射线敏感性较差。另外，还有些肿瘤标志物能够部分反映肿瘤对放射线的敏感性，如表皮生长因子受体高表达等。在这些情况下可以考虑使用放疗增敏剂。

172. 放疗增敏剂有什么副反应？用放疗增敏剂有什么要求？

目前常用的放射增敏剂有甘氨双唑钠，其副作用不多，相对比较安全，常见的副作用为皮疹和瘙痒，发生率比较低。

放疗增敏剂要求在放疗前使用，一般要求在放疗前 1~3 小时从静脉输入，然后开始放疗，通常控制在放疗前 1 小时内。

173. 哪些肾癌患者需要放疗？

肾癌患者放疗一般应用于下列情况：肾癌手术后局部复发不宜再次手术；原发肿瘤周围或远处淋巴结转移；骨骼、肺及脑部转移的患者。放疗的目的在于缩小或杀灭肿瘤，从而提高疗效，对于出现远处转移的患者姑息放疗可以缓解疼痛、改善生存质量、减轻症状。放疗方法可以采用常规的放疗技术，但是近年来出现的新的放疗技术，如立体定向放疗（γ刀、X刀等）、三维适形放疗、调强放疗等，可以提高放疗部位的剂量，更好地保护病变周围的正常器官，从而进一步提高治疗的效果，减轻治疗引起的副作用，如恶心和呕吐等。

174. 肾癌患者出现脑转移需要放疗吗？

大多数脑转移的肾癌患者有临床症状或体征，主要表现为头痛，肿瘤压迫引起的神经症状，如四肢无力等。肾癌脑转移患者的治疗采用以内科为主的综合治疗，但对伴有**脑水肿**表现（如持续性头痛）的患者常加用皮质激素减轻水肿。脑转移患者脑部放疗是治疗的重要手段。对患者身体状态良好、单纯脑转移的患者可选择脑外科手术（脑转移灶≤3个）、立体定向放疗（脑转移瘤最大直径3~3.5cm）或脑外科手术联合放疗。

175. 肾癌患者放疗一般需要多长时间？

放疗时间的长短主要取决于放疗剂量的大小，多数情况下我们采用所谓的常规分割方式，即1周放疗5次，每次剂量大小为2Gy（Gy：放疗的剂量单位，中文名字为戈瑞）。肾癌手术后局部复发不宜再次手术，以及原发肿瘤周围或远处淋巴结转移患者，通常放疗的总剂量为50~60Gy，总的治疗时间为5~6周；骨骼或脑部转移的患者通常放疗剂量略低，总剂量为30~40Gy，总的治疗时间为2~4周。

176. 肾癌患者放疗的不良反应有哪些？

肾癌患者放疗相关的不良反应与放疗范围、剂量、患者的个体差异等密切相关，常见不良反应包括放疗范围内皮肤损伤引起皮肤发红或变黑，患者感觉疲乏和食欲减低，甚至恶心、呕吐等。脑部放疗时，尤其在放疗初期头痛等表现还可能加重。这些都属于放疗相关的不良反应，出现时患者不必紧张，多数在放疗结束后减轻，并逐渐消失。当然主管医生也会根据患者不同的不良反应做相应处理。一般情况下患者都能顺利完成放疗。

177. 什么是热疗？什么情况下需要做热疗？

简单地说，热疗就是通过各种加热技术和方法，使肿瘤组织温度升高到一定程度，达到杀死肿瘤细胞的目的。现在局部热疗的方法主要是微波热疗仪。

热疗有局部热疗、区域热疗以及全身热疗。热疗主要的作用机制是利用热能使肿瘤细胞的蛋白质变性，肿瘤细胞丧失功能而死亡。同时，研究还表明，肿瘤内乏氧细胞对热疗比较敏感，而对放疗比较抗拒，放疗联合热疗可以提高乏氧细胞的杀死率。热疗通常需要和其他治疗如放疗和（或）化疗联合应用，才能较好的提高疗效，如鼻咽癌最常用的是局部热疗，主要用于有较大颈部淋巴结的患者，与放疗联合应用促进淋巴结消退、提高肿瘤的控制率。所以，对于颈部有较大淋巴结的患者，淋巴结质地较硬，以及 CT 或核磁提示有淋巴结坏死的患者，放疗联合热疗获益较多。腹部肿瘤尤其是有腹膜转移、种植的患者，可以采用腹腔热灌注加化疗的方法；对于深部软组织肿瘤，可以采用深部热疗仪配合放化疗进行。

178. 皮肤破了还能做热疗吗？

热疗的实现需要通过热疗的加热装置与皮肤接触，才能传导热量到肿瘤组织。皮肤破损后，局部对温度敏感性会变差，感受不到加热温度的高低，容易造成局部皮肤和软组织出现损伤。因此，皮肤破了一般不宜做热疗。

179. 热疗和放疗怎么配合？

单纯用热疗治疗肿瘤的疗效比较差，热疗需要和放疗或者化疗联合应用，以期获得最好的疗效。热疗在放疗前、放疗后做都行，一般热疗和放疗间隔要求小于 1 小时。由于肿瘤细胞对加热有耐受能力，也就是说，在接受一次热疗后的一段时间内，再次做热疗会没有疗效或者疗效明显下降，为了去除肿瘤细胞热耐受对治疗疗效的影响，两次热疗间的间隔时间需要在 48 小时以上。因此，热疗一般每周 2 次，周一和周四，或者周二和周五，与放疗或化疗配合使用。

180. 皮肤和黏膜反应在放疗结束后还能持续多久？

照射部位涉及皮肤和黏膜的放疗，如头颈部肿瘤、食管癌、肺癌、胃肠道肿瘤等的放疗，放疗期间及放疗后患者通常会出现皮肤反应和口腔/食管/胃肠道黏膜反应，在治疗结束时可能是比较严重的时候，放疗结束后还会持续多长时间呢？

有两个非常重要的因素会影响这个时间：①黏膜溃疡的范围和深度：放疗结束时如果黏膜溃疡范围较大，疼痛比较明显，如果医生告诉你是Ⅲ度的黏膜反应，持续的时间会在 2 周以上。②是否同时合并化疗：现在局部晚期鼻咽癌放疗时大多合并同期化疗，同期化疗的第三疗程通常在治疗的最后 3 天才完成，治疗结束时它对黏膜的损伤还尚未完全体现出来。另外，放疗同期合并化疗的患者黏膜的反应程度比单纯放疗重。所以，同期放疗、化疗患者在治疗结束时可能最严重的黏膜反应还未表现出来，在治疗结束后 2 周仍然是比较严重的时候，一般需要 1 个月甚至更长的时间才能好转，在这段时间里需要注意口腔黏膜和皮肤的护理。

（三）内科治疗

181. 治疗肾癌的药物有哪些？

目前，用于治疗肾癌的药物主要有靶向治疗药物、生物治疗（主要是细胞因子治疗）以及化疗药物三大类。从 2005 年底起，靶向药物成为治疗晚期肾癌有效的一类新药，至 2012 年，被美国食品和药品管理局（FDA）批准用于治疗晚期肾癌的靶向治疗药物有 8 种，被我国国家食品药品监督管理总局批准上市的靶向药物有索拉非尼（多吉美）、舒尼替尼（索坦）。国外已被批准的还有贝伐单抗（安维汀）、依维莫司等。细胞因子治疗晚期肾癌有效，干扰素-α 或白介素-2 曾是治疗晚期肾癌首选治疗方案，也是最常应用的药物。化疗药物能作用在肿瘤细胞生长繁殖的不同环节上，抑制或杀死肿瘤细胞，但化疗药物对人体细胞也有一些毒性作用。用来治疗肾癌的常用化疗药物有吉西他滨、氟尿嘧啶、顺铂、多柔比星等。

182. 治疗晚期肾癌的药物如何选择？

目前，治疗晚期肾癌的药物主要有靶向药物、细胞因子以及化疗药物三大类。在决定选哪种药物来治疗肾癌时，需由专科医生综合考虑多个因素进行全面的评估，包括患者的体能状况、年龄、重要脏器的功能状况、药物的毒副反应、肾癌的病理亚型、肿瘤的负荷、肿瘤发展的速度以及患者的经济状况等。靶向药物是最新一代的治疗晚期肾癌有效的药物，整体疗效略优于细胞因子，但价格昂贵。因此，经济条件良好的患者可首选靶向治疗。干扰素-α 和白介素-2 属于免疫治疗药物，是以前治疗肾癌最常应用的药物，对肾癌有一定的疗效，但不如靶向药物，适用于靶向药物有禁忌证或不能承担靶向药物费用的患者，靶向药物治疗失败后也可选择干扰素-α 或白介素-2；肾癌对化疗药物比较抗拒，一般不首选化疗。但对于一些特殊类型的肾癌（如含有肉瘤样分化的肾癌）或靶向药物、免疫治疗均失败的肾癌也可考虑选择化疗。

183. 什么叫生物治疗？

生物治疗可通过提高肿瘤抗原性、激发和增强机体的免疫功能，达到控制和消灭肿瘤细胞的一种治疗方法，也被称为免疫治疗。现代肿瘤生物治疗主要包括细胞因子治疗、瘤苗、造血干细胞移植、过继细胞免疫治疗、基因治疗等，甚至近些年开展的分子靶向治疗也属生物治疗范畴，通过大量的临床研究已进入临床试验阶段，显示出良好的应用前景。

184. 根治性肾切除术后应用干扰素-α 或白介素-2 能预防癌症的复发和转移吗？

中、晚期肾癌患者手术后大约有 1/3 可能会出现复发或转移。为了预防手术后的复发，国内外的学者们做了大量的临床研究，遗憾的是研究结果显示，肾癌患者手术后应用干扰素-α 或白介素-2 不能预防肿瘤的复发或转移。因此，目前肾癌患者手术后不常规推荐使用干扰素-α 或白介素-2 来预防复发或转移，尤其是早期肾癌患者手术后不必应用干扰素-α 或白介素-2。

185. 根治性肾切除术后应用靶向药物能预防癌症的复发和转移吗？

靶向药物是近些年来才发明的治疗晚期肾癌有效的一类新药。目前，针对手术后具有高复发风险的肾癌患者，正在进行服用靶向药物治疗能否预防复发或转移的临床试验研究，这些用于临床试验研究的药物包括索拉非尼、舒尼替尼等。大型的国际多中心研究目前仍在研究之中，尚未得出明确的结果，也就是说，肾癌患者手术后服用靶向药物是否能够预防复发或转移还没有定论。另外，靶向药物亦具有一定的毒副作用，对人体可能产生不同程度的伤害。鉴于这两个原因，目前，美国、欧洲以及我国制订的《肾细胞癌诊治指南》中都没有推荐将靶向药物用于肾癌患者手术的辅助治疗，为了医学发展，建议患者积极参加多中心、随机对照临床试验研究。

186. 现在还用干扰素-α 和白介素-2 治疗肾癌吗？

自 20 世纪 90 年代初就开始将干扰素-α 或白介素-2 用于治疗晚期肾癌。虽然总体上干扰素-α 或白介素-2 的疗效不如靶向药物，但对大部分转移性透明细胞癌患者仍然是有效的，加上毒副反应易于控制，价格相对便宜，可以由医保报销，因此在我国，仍然推荐干扰素-α 或白介素-2 治疗晚期肾癌。对于经济上不能承担靶向药物费用的肾癌患者，可以首选干扰素-α 或白介素-2。对于靶向治疗有禁忌或靶向治疗失败后的患者，干扰素-α 或白介素-2 也是可供选择的治疗方法。

187. 干扰素-α 有哪些常见的毒副反应？

干扰素-α 最常见的毒副反应是流感样症状，包括发热、寒战、头痛、头晕、鼻塞、流涕、肌肉关节疼痛和全身不适等，其他常见的毒副反应包括乏力、恶心、呕吐、腹泻、腹胀、注射部位疼痛和硬结等。少数患者还可出现外周血白细胞和血小板减少以及肝功能异常。干扰素-α 还可引起嗜睡、精神抑郁、周围神经感觉异常等神经、精神症状。

188. 白介素-2 有哪些毒副反应？

白介素-2 的毒副反应与干扰素-α 类似，包括流感样症状：头痛、发热、鼻塞、肌肉关节疼痛等，其他的毒副反应有乏力、恶心、注射部位疼痛和硬结等。高剂量的白介素-2 还可引起更严重的毒副反应，包括血管渗漏综合征、**骨髓抑制**、肝肾功能损害和心脏毒性等，严重时可危及生命。高剂量是指白介素-2 每日用量约 1 亿单位，应用高剂量白介素-2 时往往需要患者住入重症监护病房进行特殊监护。

189. 注射干扰素-α 后出现发热怎么办？

注射干扰素-α 的患者均可出现发热，一般在第 1 次注射后6～12 小时达到高峰，24 小时内患者体温自然消退。若体温不超过 38.5℃，可不做特殊处理，或给予物理降温，多喝水，卧床休息。但若患者体温超过 38.5℃，可给予物理降温，或给予退热药，如布洛芬、对乙酰氨基酚（扑热息痛）或吲哚美辛栓剂

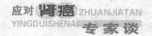

（消炎痛栓）等，同时多喝水。如第一次出现发热，以后可在每次注射干扰素-α 2~4 小时后预防性给予退热药。

190. 细胞免疫治疗对晚期肾癌有效吗？

细胞免疫治疗是把患者外周血液中的免疫细胞分离到体外，用细胞因子等方法提高其免疫功能，然后再回输给患者，以发挥免疫细胞的抗肿瘤作用。目前应用最多的是树突状细胞和细胞因子诱导的杀伤细胞。虽然细胞免疫治疗可以提高患者的免疫功能，但目前还没有证据表明细胞免疫治疗晚期肾癌有效。因此，美国、欧洲以及我国制订的《肾细胞癌诊治指南》中都没有推荐用细胞免疫治疗晚期肾癌。

191. 什么是靶向治疗？

靶向治疗又称分子靶向治疗，所谓的分子靶向治疗是指药物进入体内，会特异性地选择分子水平上的致癌位点来相结合发生作用，使肿瘤细胞特异性死亡，而不会波及肿瘤周围的正常组织细胞。所以分子靶向治疗又被称为"生物导弹"，一般只对肿瘤有抑制作用，而对正常组织没有副作用，其特点是高效、低毒，是一种理想的治疗肿瘤的手段。

192. 治疗晚期肾癌的靶向药物有哪些？

目前国际上被批准用于治疗转移性肾癌的靶向药物有多种，包括索拉非尼（多吉美）、舒尼替尼（索坦）、贝伐珠单抗（安维汀）、西罗莫司（雷帕鸣）、依维莫司、帕唑帕尼、阿西替尼、厄洛替尼（特罗凯）。获得我国国家食品药品监督管理总局批准并已经上市的药物只有索拉非尼和舒尼替尼。

193. 能用靶向药物治疗乳头状肾细胞癌吗？

除透明细胞癌外，肾癌还有一些少见的非透明细胞癌，包括乳头状肾细胞癌、嫌色细胞癌、集合管癌等。从目前的临床研究结果看，靶向药物对这些类型的肾癌也有一定的疗效，而用干扰素-α 和白介素-2 治疗非透明细胞肾癌患者则基本无效。因此，有条件的患者也可采用靶向药物治疗。

194. 索拉非尼和舒尼替尼治疗肾癌的机制是什么？

索拉非尼（多吉美）和舒尼替尼（索坦）都属小分子多靶点酪氨酸激酶抑制剂，在作用靶点上略有不同，但抗肿瘤作用机制相似，都是通过双通道达到抗肿瘤作用。一方面，索拉非尼和舒尼替尼通过抑制在肿瘤细胞生长过程中起关键作用细胞因子的活性，而直接抑制肿瘤细胞的生长；另一方面，索拉非尼和舒尼替尼还可以通过抑制肿瘤新生血管的形成，切断肿瘤的营养供应而将其"饿死"。

195. 靶向药物的毒副作用大吗？

靶向药物所针对的肿瘤细胞中的异常因子我们形象地称之为"靶点"。实际上，这些异常的因子中有的只存在于肿瘤细胞中，正常细胞不表达，针对这样靶点的靶向药物对正常细胞的影响较小，因此，毒副作用也往往较小；而有的因子也存在于正常的机体细胞中，虽然水平较低，但这些正常的细胞也会受到靶向药物的影响，这是靶向药物产生副作用的主要原因。此外，由于靶向药物对人体来说往往是一种"陌生"的物质，与其他药物一样，人体可能会产生过敏、发热等反应。一些多靶点的药物由于抑制的靶点多，也可引起广泛的毒副作用，如舒尼替尼和索拉非尼。治疗过程中应严格按照医生的要求定期**随访**和进行相关的检查，以及时发现和处理毒副反应，保证治疗的顺利和安全。

196. 哪些患者不适合接受索拉非尼或舒尼替尼治疗?

在决定应用索拉非尼或舒尼替尼之前，须由专科医生全面评估患者是否适合接受这样的治疗，即有无**禁忌证**。有以下疾病的患者不适合接受索拉非尼或舒尼替尼治疗：不稳定型心绞痛、近期发生的心肌梗死、脑梗死和脑出血、充血性心力衰竭、药物不能控制的高血压、活动性消化道溃疡、任何部位的有临床意义的出血、严重的**凝血功能**障碍等。有外周血白细胞及血小板减少、肝功能异常的患者，应由医生评估后决定能否接受索拉非尼或舒尼替尼治疗。

197. 靶向药物治疗前要做什么检查?

患者在接受靶向药物治疗前应对身体做全面的评估，包括患者既往的疾病史，如有无高血压、心脏病史、脑血管病史、出血史、药物过敏史等。患者应接受下列检查以了解脏器功能：血常规、肝肾功能、**凝血功能**、甲状腺功能、尿常规、心电图、超声心动检查，还应行相应部位的 CT 或 MRI、骨扫描以评估肿瘤情况。治疗前应行脑的 CT 或 MRI 检查，以了解有无脑转移也很重要，有脑转移的患者需进一步评估如何治疗。

198. 索拉非尼有哪些毒副作用？治疗过程中应注意监测哪些项目？

索拉非尼可引起多种毒副反应，常见的毒副反应有：手足皮肤反应、皮疹、腹泻、乏力、血压升高、脱发等，少数患者还可出现声音嘶哑、发热、肝转氨酶/胆红素升高、肾功能异常、甲状腺功能减低、外周血白细胞和血小板减少、蛋白尿等。

开始应用索拉非尼治疗时应每天监测血压，如未出现高血压或血压稳定后可视情况减少监测的频率。治疗初期每 1~2 个月随访一次，复查血常规、尿常规、肝肾功能和甲状腺功能，如患者病情稳定，且未出现严重的毒副反应，可延长至每 2~3 个月随访 1 次，并做相应的检查。

199. 舒尼替尼有哪些毒副作用？治疗过程中应注意监测哪些项目？

舒尼替尼可引起多种毒副反应，常见的副作用包括：手足皮肤反应、皮疹、腹泻、乏力、血压升高、黏膜炎、发热、皮肤黄染、水肿等，舒尼替尼治疗过程中外周血白细胞和血小板下降的发生率较高，超过 20% 的患者可出现Ⅲ度血小板减少。舒尼替尼引起甲状腺功能减低的发生比例也较高，少数患者还可出现肝转氨酶及胆红素升高、肾功能异常和蛋白尿。国外报道，舒尼替尼还可引起心功能的下降。

开始应用舒尼替尼治疗时应每天监测血压，如未出现高血压或血压稳定后可视情况减少监测的频率。定期监测血常规十分重要，这样有助于及时发现严重的血小板减少，以便及时处理和调整舒尼替尼的剂量。在治疗初的几个周期内，每周期（42 天）

至少应监测 2 次血常规，一般在服药的第 3 或第 4 周。治疗初应按医生的要求每个月至少**随访**一次，监测尿常规、肝肾功能和甲状腺功能，如病情稳定且未出现严重的副作用，可延长至每 2 个周期（84 天）**随访** 1 次，做相应的检查。舒尼替尼治疗过程中应每 3~6 个月进行超声心动检查，以了解有无心功能的下降。如出现活动后气短的症状，应随时做超声心动检查。

200. 靶向药物要用多久？肿瘤缩小了是否可以停药？

靶向药物的抗肿瘤机制为"拨乱反正"，即通过抑制促使肿瘤异常生长的"叛乱分子"而达到抑制肿瘤生长的目的。因此，理论上靶向药物应该持续使用才能对肿瘤起到持续抑制的作用。临床研究中也发现，肿瘤缩小后如停用靶向药物，肿瘤会出现重新生长。因此，临床上推荐肿瘤缩小后最好不要停止靶向药物治疗，应一直用至肿瘤进展或出现不能耐受的毒副反应为止。

201. 服用靶向药物期间，多久复查一次肿瘤情况？都需要复查哪些项目？

靶向药物治疗期间，一般每 2~3 个月复查胸部 X 线片、CT/MRI 等影像学检查，与治疗前的影像学检查照片对比肿瘤的大小变化情况，以此来评估疗效。

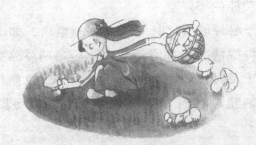

202. 干扰素-α 或靶向药物治疗后，如肿瘤未缩小但也没有长大，还继续用药吗？

基于多数晚期肿瘤目前还不容易治愈的现状，早在 2000 年，世界卫生组织就提出要力争使晚期肿瘤变成一类慢性病，犹如高血压、糖尿病，在药物治疗的前提下，使肿瘤和患者长期共存，这就是当今晚期肿瘤治疗的目的和理念。因此，干扰素-α 或靶向药物治疗后，只要肿瘤保持稳定，且副作用不大、患者的生活质量良好，就应该继续治疗。

203. 如何处理手足皮肤反应？

手足皮肤反应是索拉非尼和舒尼替尼最常见的毒副反应之一，表现为手和足部皮肤的感觉异常、疼痛、红斑、皮肤增厚、脱皮，严重者可出现水泡、溃疡，并影响日常活动。为了预防和减轻手足皮肤反应，在治疗前应对手足皮肤进行检查，去除过度角化的皮肤，对手足进行适当的护理。治疗过程中避免手足皮肤的过度摩擦，宜穿软、厚底并宽松的鞋和棉袜子，冬天宜戴棉手套，使用清爽的润肤液保湿，避免接触热水。如出现皮肤增厚，可以使用尿素霜软膏涂抹，皮肤红斑疼痛时可给予皮质类固醇激素软膏涂抹。如症状明显，应及时就诊，请医生判断是否应该暂停索拉非尼或舒尼替尼治疗。一般在停药 3~5 天后，手足皮肤反应的症状会明显减轻。严重的手足皮肤反应，应在症状减轻后降低药物的剂量。

204. 靶向药物治疗过程中出现腹泻怎么办?

腹泻也是索拉非尼和舒尼替尼治疗过程中常见的毒副反应,表现为肠蠕动加快,排水样便,可持续出现,也可能间断发生,一般不严重。出现腹泻应立即停用可引起腹泻的其他药物,避免喝牛奶、咖啡、茶。轻度的腹泻可服用蒙脱石散(思密达)治疗,严重者应及时就诊,常采用盐酸洛哌丁胺胶囊(易蒙停)治疗,并同时口服补液,在腹泻停止后应考虑减少索拉非尼或舒尼替尼的剂量。索拉非尼和舒尼替尼引起腹泻的患者一般不必服用抗生素。

205. 某种靶向药物治疗失败后怎么办?

如果一种靶向药物治疗失败,选择其他的靶向药物还可能有效。此外,也可选择免疫治疗或化疗。标准索拉非尼方案治疗失败后,也可选用索拉非尼增量方案。

206. 化疗和生物靶向治疗是一回事吗?

化疗和靶向治疗都是抗肿瘤治疗方法,但各有特点。化疗就像炸弹,不分敌我,对肿瘤和正常组织都有杀伤力,只要是生长比较快的组织都会受到影响,因此毒性较大,主要表现在**胃肠道反应**和血液毒性。而靶向治疗本质上属于一种生物治疗,不属于化疗,靶向治疗就像导弹,定位准确,但必须有目标(靶点)。因此需要先做必要的病理学检测,看有没有相应的靶点。靶向治疗药物理论上只针对肿瘤细胞,对正常组织没有作用,所以往往不会出现化疗相关的副作用。靶向治疗药物的毒性相对小，主要表现为皮肤毒性和腹泻，抗血管生成的靶向药物还会影响患者的血压等。选择化疗还是靶向治疗需要根据不同病种、疾病的不同时期、检测靶点的不同以及患者的经济状况等综合考虑。

207. 什么是化疗？

化疗是化学药物治疗的简称，是指用化学合成药物治疗肿瘤及某些自身免疫性疾病的主要方法之一。化疗是一种"以毒攻毒"的全身治疗方法。这类药物主要基于肿瘤细胞较正常细胞增殖更快的特点，通过直接破坏肿瘤细胞的结构或阻断细胞增殖过程中所需的物质来达到杀伤肿瘤细胞的目的。因此，化疗对正常细胞和机体免疫功能等都有一定程度的损伤，可导致机体出现不良反应。

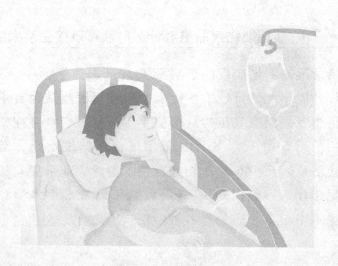

208. 什么是新辅助化疗？

新辅助化疗是指在实施局部治疗方法（如手术或放疗）前所做的全身化疗，目的是使肿瘤缩小、及早杀灭看不见的转移细胞，以利于后续的手术、放疗等治疗。对于早期肿瘤患者通常可以通过局部治疗方法治愈，通常并不需要做新辅助化疗。而对于晚期肿瘤患者由于失去了根治肿瘤的机会，通常也不采用新辅助化疗的方法。新辅助化疗通常是用于某些中期肿瘤患者，希望通过先做化疗使肿瘤缩小，再通过手术或放疗等治疗方法治愈肿瘤。卵巢癌、骨及软组织肉瘤、直肠癌、膀胱癌、乳腺癌和非小细胞肺癌等都有成功的例子。但新辅助化疗也有风险，有些患者接受新辅助化疗的效果不好，使病变增大或患者体质下降，也可能失去根治肿瘤的机会。

209. 新辅助化疗后患者什么时候可以接受手术治疗？

对接受新辅助化疗后的患者需要进行影像学的一系列检查，以重新评估能不能进行手术治疗。如果外科医生认为有手术可能性，需待患者血象恢复正常后接受手术治疗，通常是在新辅助化疗结束后的第 3~4 周。如果是采用贝伐珠单抗治疗，通常是需要在停止治疗后至少 6 周才能进行手术治疗，如果用索拉非尼或舒尼替尼治疗，一般停药 1~2 周后就可以考虑手术治疗，其目的是减少术中出血，避免患者术后伤口不愈合。

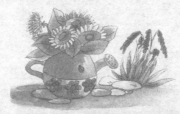

210. 什么是术后辅助化疗？

有些肿瘤患者即使接受了根治性切除手术，甚至是扩大切除手术，术后仍有可能会出现肿瘤复发或转移。目前研究认为，这部分患者在原发肿瘤未治疗前就已有肿瘤细胞播散于全身，其中大多数肿瘤细胞被机体免疫系统所消灭，但仍有少数肿瘤细胞残留于体内，在一定条件下会重新生长，成为复发根源。因此，在手术或放疗消除局部病灶后，若配合全身化疗，就有可能消灭体内残存的肿瘤细胞。这种在根治性手术后进行的化疗叫辅助化疗。目的是杀灭看不见的微转移病灶，减少复发或转移，提高治愈率，延长生存期。是否需要进行辅助化疗主要根据原发肿瘤的大小和淋巴结是否转移，以及是否存在复发或转移的**高危因素**（如肿瘤分化差，有脉管瘤栓等）来决定。不同类型肿瘤的标准、方案不尽相同。

211. 术后多长时间开始进行化疗比较合适？

术后化疗的时间主要取决于患者手术后恢复的快慢。通常在手术后 4 周之内进行化疗比较合适。

212. 化疗过程中会出现哪些不良反应？

化疗过程中常见不良反应包括**胃肠道反应**（恶心、呕吐）、血液毒性（白细胞减少、血小板降低、贫血）、肝**肾毒性**（肝、肾功能异常）、**神经毒性**（手脚麻木、耳鸣）、皮肤毒性（脱发、脱皮、皮疹、脓疱）、心脏毒性（心慌、心律失常、心绞痛）、乏力等。

213. 如何减轻化疗的不良反应？

目前已经有很多方法来预防或减轻化疗的近期不良反应，如化疗前预防用止吐药能减轻恶心、呕吐，白细胞或血小板降低的患者可以应用打升白药针或升血小板药物针。关节酸痛患者可用布洛芬（芬必得）之类的止痛药加以缓解。但对**神经毒性**、脱发，目前还没有好的预防办法。此外，治疗后导致的第二原发癌等也无法预防。患者应尽可能保持战胜疾病的决心和克服困难的信心，因为心情越差越容易陷入反应越大的恶性循环。

214. 应该如何选择进口药物和国产药物？

进口药物和国产药物都是经过国家食品药品监督管理总局审批的正规药物，只要是同一种药物，其成分是一样的，理论上起的作用也应该是一样的。但进口药物和国产药物在制作工艺上多少会有区别。在仿制药品用于临床前，有关部门会比较国产药物与进口药物的疗效与不良反应，一般来讲不会有很大差别，否则就不会被批准在国内使用，但我们经常会在临床中发现患者或家属给予进口药物特别的含义。究竟怎么选药，患者有很大的发言权，就像国产电视和进口电视一样，患者主要根据自己经济状况或其他因素来选择。

215. 什么是一线化疗？什么是二线化疗？

通常第一次化疗时采用的化疗方案叫一线化疗，这个化疗方案往往是经过长时间的临床研究显示对大多数患者来说疗效最好，且可以重复的治疗方法，毒副反应相对能接受，价格也能够接受的性价比最高的化疗方案。但没有一个药物或治疗方法是永远有效的，几个周期一线化疗后如果不管用了就不能再用这个治疗方案了，如果不换就不符合逻辑，再换的另一种化疗方案叫二线化疗。多数情况下，一线化疗的效果要好于二线化疗。换句话说，也就是越到后面有效率越低。所以有人发现，医生选择药物的时候，往往把有效率高的药物放前面，而且往往是联合用药。到二线化疗后，如果患者的一般状态不是很好，就会用另一种化疗药物进行治疗。而有些患者总觉得应该把好药留在后面用，就像中国人常说的要"留一手"，好像后面永远有机会，其实这种想法只是一种美好的愿望。一般来讲化疗后由于药物不良反应的累积患者往往不能再耐受化疗，或耐受性差，很难再接受强烈的治疗。所以，一定要听医生的建议，合理的接受治疗。

216. 什么是化疗耐药？

化疗耐药是肿瘤治疗中的一个难题，可分为两种情况：一种是先天耐药，是指一开始就没有效；另一种是继发耐药，就是开始的时候管用，接着用就不好使了，这时候一般需要换药。化疗耐药是不可避免的一种现象。一种药物耐药后，对与它结构类似的另一种药物也会有交叉耐药。更不好理解的是，对与它结构不同的药物可能也会产生耐药。此时换用靶向药物有可能获得一定效果。

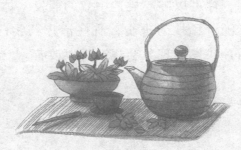

217. 如果多种化疗方案均无效怎么办？

如果多种化疗方案均无效，可以尝试参加新药的临床试验，也可以考虑中医治疗等。根据患者的状态给予最佳支持治疗，针对不舒服的地方做局部治疗，比如骨放疗、脑放疗、胸部放疗等。如果患者经济条件允许，可试用靶向治疗。

218. 化疗患者为什么会掉头发？头发掉了会再长吗？如果头发掉了该怎么办？

化疗药物进入体内后会抑制组织的生长，在人的机体内生长最为旺盛的组织最容易被抑制，而这些旺盛的组织常见于骨髓、胃肠道黏膜等，发根也是一个生长极为旺盛的部位，因此也容易被化疗药物所抑制。化疗后一旦发根被抑制就会掉头发，有的人掉得更加明显，甚至眉毛、胡须及其他体毛都掉光。但是当化疗结束后这些抑制毛发生长的因素就逐渐淡出了，毛发的发根又会逐渐恢复生长，个别患者重新长出的头发还是卷发，但时间久了还是会变成直发。在医院里化疗后出现脱发的现象十分常见，别人不会用惊异的目光看你，但在其他场合你可能会感到尴尬，有个别人对患者不了解，也有自己过多的自我暗示。如果要解决这种现象，可以到商店去购买假发。戴假发不光是患者的专利，也是很多人的爱好，你可以随心挑选中意的假发，体会平时不曾尝试的事物。当然随着科技的进步，有些治疗药物已经有所改进，我们相信治疗后掉头发的现象会逐渐得以改善。

219. 化疗期间饮食应注意些什么？有忌口吗？

患者化疗中应注意饮食问题，尤其是我们中国人对此非常重视。但是现实中对这个问题的认识存在着许多误区。受传统的思维影响，人们有很多奇怪的认识，例如忌口的问题：治疗中不能吃无鳞鱼、不能吃蛋白质、不能吃羊肉等；还有的患者认为应该使劲补，天天补品不离口。出现这些现象和我们的传统思维方式有关。食物对疾病产生影响的其实并不多，如食用海产品对甲状腺功能亢进、食用过多的含淀粉或糖的食物对糖尿病、饮酒及海鲜对痛风等均会出现影响，但是一般的鱼、肉类食物对肿瘤并没有影响，一些不实的传言并没有证据来支持。设想一个肿瘤患者本来身体就受到疾病的困扰，常出现营养不良，如果再不及时补充营养，则会对患者的病情造成消极的影响。化疗期间患者常常有**胃肠道反应**，如恶心、呕吐、食欲不好等，这时饮食应该清淡，但应富于营养，并且应食用一些含纤维素多的食品以帮助患者解决大便干燥等问题。化疗过后患者休息阶段可以再适当的增加营养。有人认为应多食补品，补品是什么？其实只是个概念而已，有些补品含有激素，对患者不见得有益，只要患者有食欲，其实正常的饮食就是最好的补品，花同样的钱可以获得更多的回报。

220. 抗肿瘤化疗药物有哪几大类？

（1）按作用机制抗肿瘤化疗药物通常分为六大类：①细胞毒类药物：此类药物作用于细胞的 DNA 和 RNA、酶、蛋白质，导致肿瘤细胞死亡，如氮芥、卡氮芥、环磷酰胺、白消安（马利兰)、洛莫司汀(环己亚硝脲)等。②抗代谢类药:此类药物对核酸代谢物与酶结合反应有相互竞争作用,影响与阻断核酸的合成,导致肿瘤细胞死亡,如氟尿嘧啶、甲氨蝶呤、阿糖胞苷、巯基嘌呤、呋喃氟尿嘧啶等。③抗生素类:有抗肿瘤作用的抗生素类药物,如放线菌素 D、丝裂霉素、博来霉素、多柔比星(阿霉素)、平阳霉素等。④生物碱类:主要为干扰细胞内纺锤体的形成,使细胞停留在有丝分裂中期,如长春新碱、长春碱、羟基树碱等。⑤激素类:能改变内环境,进而影响肿瘤生长,有的能增强机体对肿瘤侵害的抵抗力。常用的有他莫昔芬(三苯氧胺)、雌激素、黄体酮、雄激素、甲状腺素、地塞米松等。⑥其他:不属于以上诸类,如甲基苄肼、羟基脲、顺铂、卡铂等。

(2)按其对细胞增殖周期的影响,可分为三大类:①周期非特异性药物:对增殖或非增殖细胞都有作用的药物,如氮芥类、环磷酰胺、抗生素类等。②周期特异性药物:作用于细胞增殖整个或大部分周期时相的药物,如抗代谢类药物。③周期时相特异药物:药物选择性作用于细胞周期的某一个时相,如阿糖胞苷、羟基脲抑制合成期,长春新碱对有丝分裂期的细胞抑制作用。

221. 为什么大多数化疗方案需要联合几种化疗药进行?

化疗药物按照机制分成很多种,在为患者治疗中多选用几种药物联合使用,当然偶尔也有单独使用的时候。肿瘤细胞在其生长过程中细胞要分裂、增殖,在细胞分裂、增殖过程中会出现很多生物学过程,我们把它分成几个期别。有的药物能够于各期别都起作用,而有的药物则只针对细胞的个别期别。很显然针对多种期别的肿瘤细胞如果能够联合使用多种化疗药物,可以产生比单个药物更高的疗效,同时可以分散各个药物不同的不良反应,不至于在某个方面的不良反应太明显。这就是为什么大多数化疗需要联合几种化疗药进行。

222. 治疗肾癌常用的化疗药物有哪些?

虽然肾癌对化疗药物不敏感,但对于一些特殊类型的肾癌(如含有肉瘤样成分的肾癌)或靶向药物、免疫治疗均失败的肾癌患者也可考虑选择化疗。治疗肾癌常用的化疗药物包括长春花碱、吉西他滨、多柔比星、氟尿嘧啶类和铂类药物等。

223. 化疗后呕吐怎么办?

呕吐是肿瘤患者对化疗药物常见的不良反应,以往没有有效的止吐药物,所以化疗后呕吐明显,据老医生们讲,很多年前经常见到化疗后患者抱着脸盆吐。随着化疗后患者呕吐的机制被搞清楚,现已开发了很多有效的止吐药物,这些药物的使用极大地缓解了患者的消化道反应,现在已经很少再看到因为长期呕吐反

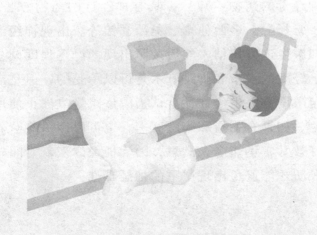

应而不能坚持化疗的患者了。止吐药物大多是经静脉使用，也有口服的，可以结合使用，如果止吐效果不理想还可以结合激素（地塞米松）治疗。但是这些止吐药物也有不良反应，如大便干燥、腹胀等。

224. 化疗后大便干燥怎么办?

一些患者化疗后会出现大便干燥，主要的原因可能是用了止吐药物。止吐药可以抑制化疗后的恶心和呕吐，但是止吐药物自己还有副作用，就是大便干燥和腹胀等。药物性的大便干燥只要不严重，待化疗停止后就会逐渐恢复。如果大便干燥非常严重，就应该在医生指导下使用一些通便药，或使用开塞露等外用药解决问题。但还应该注意化疗期间应多进食含纤维素的食物，如芹菜等，以创造正常的胃肠环境。

225. 化疗后手指和脚趾麻木怎么办?

化疗后有的患者会出现手指和脚趾麻木，这种现象多见于接受了具有神经毒的药物治疗后。具有神经毒的药物有长春新碱、长春花碱、紫杉醇、多西他赛、奥沙利铂等。出现**神经毒性**后首先应该告知医生进行评估，然后按照出现的严重程度调整或修订治疗方案。轻度的手指和脚趾麻木是可以承受的，但是当不良反应超过一定限度，医生经评估后认为应该减量或停止使用产生神经毒的药物。如果有手指和脚趾麻木，也可以用一些营养神经的药物，但疗效常常不能令人满意，因为神经的恢复时间较长，还是要尽量预防才能避免出现严重的**神经毒性**。

226. 化疗后出现口腔黏膜炎和溃疡，有什么办法可以减轻疼痛?

化疗后患者出现口腔黏膜炎和溃疡是化疗药物的不良反应，甲氨蝶呤等药物导致的此类不良反应最明显，当出现了口腔黏膜炎和溃疡应该告知医生，在经检查后可以做相应的处理。有口腔溃疡的患者须保持口腔卫生，饭后口腔中不要残留食物残渣，多漱口；目前有些漱口液可帮助溃疡愈合，还可以用含有粒细胞-巨噬细胞集落刺激因子（一种升白细胞药物）的液体漱口，因为这种药物可以促进伤口愈合。还可以局部外用麻醉药物止痛，帮助患者进食。

227. 晚期肿瘤患者需要做化疗吗？如需要，通常要做几个周期?

一般来讲晚期肿瘤患者是指出现远处转移的患者，晚期肿瘤患者不等于没有办法治疗。对于晚期肿瘤患者治疗的主要目的是延长患者的生存时间、提高患者的生活质量。不同的晚期患者化疗周期数不同，患者能够承受的情况也不同，所以还应该与医生进行探讨，做好心理准备，配合进行治疗，争取达到最佳治疗效果。

228. 化疗后恶心，但又吐不出来怎么办?

化疗后恶心是非常常见的不良反应，一般都伴随着呕吐，但这种胃肠反应太明显了患者又受不了。目前都是用止吐药物，该药物使用后呕吐减少了，但患者又会出现化疗后恶心，但又吐不出来的现象。治疗中可以采用加强止吐效果的手段，如加上激素治疗（地塞米松）等办法，最大限度地减轻不良反应。但应该注意的是止吐药物也有不良反应，当加强止吐时患者大便干燥、腹胀也会变得明显，要综合考虑这些因素，追求治疗的总体效果。

229. 化疗周期是指一个星期吗？

化疗周期是指每次用药及其随后的停药休息期到下一次化疗开始用药时的间隔时间。化疗方案不同，化疗周期长短不一。化疗周期的长短一般是根据化疗药物的**药代动力学**特点和肿瘤细胞的增殖周期来决定的。根据化疗药物毒副作用及人体恢复周期，从给化疗药的第 1 天算起，至第 21 天或 28 天，即 3 ~ 4 周称之为一个周期。

230. 化疗是天天做吗？

医生告诉我们 3 个星期为 1 个周期，要化疗 4 个周期，那是需要在医院治疗 12 个星期也就是 3 个月吗？这种理解是不对的，医生说的 1 个周期包括患者用药的时间和休息时间。在 1 个周期中不是每天都用化疗药，大部分化疗药物在每 21 天或者 28 天里只有 3 ~ 5 天使用化疗药物，其余时间休息。某些靶向药物使用的时间会相对较长，比如说重组人血管内皮抑制素（恩度）就需要连续使用 14 天，每天用药 4 个小时。药物使用的频率是根据其毒副作用、代谢时间及人体恢复周期而决定的。总的来说，不论什么样的治疗方案，每个周期患者都会有一定的休息时间。

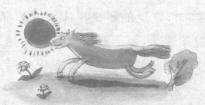

231. 什么是化疗方案？

当肿瘤专科医生给肿瘤患者实施化疗时，会针对不同的肿瘤类型、患者当时的身体状况和既往的治疗情况来选择合适的化疗方案进行治疗，化疗方案通常是一种或几种化疗药物的联合应用。为什么将几种药物联合应用呢？因为化疗的主要目的是最大限度地杀伤肿瘤细胞，同时还要减少化疗药物对人体正常细胞的毒副作用，因此医生会考虑药物对肿瘤细胞的杀伤力、药物的毒性、对肿瘤细胞增殖周期的影响及患者的耐受情况，从科学的化疗方案中选出最优的方案进行治疗。

232. 患者如何正确对待化疗，消除恐惧？

由于化疗有恶心、呕吐、腹泻、脱发、肝功能损害以及白细胞减少等毒副反应，不少患者认为化疗会削弱已经患有重病或刚经历大手术创伤的身体，是得不偿失，因而拒绝做化疗。其实，在目前对癌症的有效治疗手段中，手术及放疗均是局部治疗手段，唯有化疗才是全身性治疗，当然中医药或免疫治疗等也是全身治疗，但就其对肿瘤细胞的杀伤作用而言就远不如化疗。

肿瘤患者应该避免盲目的做化疗，应该找有资质的肿瘤内科医生制订化疗方案。对于由化疗而引起的呕吐、脱发、白细胞减少等副反应，目前有很好的止吐药、升白细胞药、保护肝肾功能的预防措施等，化疗不良反应可得以较好的控制。有些患者在化疗前给予止吐药甚至不会出现呕吐的反应；对于脱发的患者，化疗后头发还可以再生，所以完全不必惧怕化疗。

233. 是不是化疗的副作用越大疗效越好？

只要是做化疗，其毒副反应几乎不可避免。不能根据化疗毒副反应的程度来判断化疗效果，并不是化疗反应越大效果越好、没有化疗毒副反应就没有效果。化疗成功与否，在很大程度上取决于如何解决好疗效与毒副反应之间的关系。不同的个体对药物的吸收、分布、代谢、排泄可能有差异，要密切观察与监测每个人。这不意味着为了追求疗效就可以无止境的增加药物剂量，在剂量增加的同时毒副作用也在增加，在患者可以耐受的毒副反应情况下，兼顾最适合患者的最大剂量才是保证疗效的最好方法。

234. 做化疗期间还可以上班吗？

随着医学科学的不断发展，人们对于肿瘤已渐渐脱离了"谈癌色变"的窘境。现在的化疗不再是"死去活来"，如果化疗反应不大、一般情况允许，患者在化疗间歇期是可以工作的。但也要看患者的工作性质，如果是强体力劳动，最好还是避免，因为化疗间歇期难免还是会出现**骨髓抑制**，这时免疫力是相对低下的，适当的休息与睡眠有利于免疫力的恢复，也可以降低感染风险。如果是在办公室工作，不会过度劳累，工作对患者的影响不大，患者要自己酌情协调好。

235. 如何判断患者是否可以耐受化疗？

化疗过程中可能会出现许多副作用，或者只出现部分，也可能没有任何副作用出现。这些都取决于化疗药物的种类和剂量，以及每个不同机体对化疗药物的反应。副作用持续的时间主要取决于身体状况和所采用的化疗方案，正常细胞一般在化疗结束后会自我修复，所以大多数副作用会在化疗结束后会缓慢消失，极少的副作用会持续较长时间。在每个化疗方案实施之前，医生和护士都会询问患者很多看似"不相关"的事情，比如说有没有高血压、糖尿病、胃溃疡等基础疾病，是否有吸烟、喝酒的嗜好，有没有食物或者是药物过敏，可不可以爬上3楼，中间需要休息几次，以及测量身高和体重等，这些问题都可以判断患者当时的体力状况，再去选择可以耐受的合适方案，每个人的药物剂量都是根据身高、体重计算出来的，是不一样的。

236. 化疗中出现白细胞减少应如何处理？患者应注意哪些问题？

化疗过程中白细胞减少会导致被迫减量或停用化疗，近期容易造成严重感染，如果白细胞低于 $1.0 \times 10^9/L$、持续5天以上时，发生严重细菌感染的机会明显增加。这个时候可以根据白细胞降低的程度选择一些合适的药物，如果白细胞略微降低，可以口服升血药物，当白细胞下降程度较重时应该使用一些粒细胞集落刺激因子。

化疗给药结束，患者回家休息的过程中出现白细胞减少时一定要注意自我保护，一旦发现白细胞开始降低，及时与主管医生联系，密切监测白细胞情况，并注意保暖及休息，避免着凉，避免过多接触人群，降低感染的风险。

237. 化疗中出现血小板减少应如何处理？

血小板减少会引起出血时间延长，血小板计数的正常值为 $(100 \sim 300) \times 10^9/L$。理论上当血小板 $< 50 \times 10^9/L$ 时会有出血危险，轻度的损伤可引起皮肤、黏膜的淤点；当血小板 $< 20 \times 10^9/L$

时，出血的危险性增大，常可以有自发性出血，需要预防性输入血小板；血小板<$10×10^9$/L 时容易发生危及生命的中枢神经系统出血、胃肠道大出血和呼吸道出血。化疗中出现血小板减少引起的严重出血并发症并不多见。有出血倾向时，应给予输注血小板以及止血药物；没有出血倾向者，若血小板>$20×10^9$/L，应该卧床休息，避免磕碰，使用一些血小板生长因子等药物，观察病情。

238. 化疗中出现贫血应如何处理？患者应注意哪些问题？

血液中的红细胞为全身各组织器官提供氧气，当红细胞太少而不能向组织提供足够的氧气时，心脏工作就会更加努力，让人感到心脏搏动很快。贫血会使人感到气短、虚弱、眩晕、眼花和明显的乏力等。根据患者贫血程度的不同，医生会给予重组人促红细胞生成素、口服铁剂、维生素，甚至是输红细胞悬液以加快贫血的纠正。

在药物治疗的同时，也需要患者保证足够的休息、减少活动、摄入足够的热量和蛋白质（热量可以维持体重，补充蛋白质可帮助修复治疗对机体的损伤）、缓慢坐下与起立。

239. 患者化疗后如何评价化疗的疗效？

在化疗药物治疗过程中，正确评价药物的有效性是十分关键的问题。化疗前后都会反复做血液学检查和 CT 等评价化疗疗效，医生总会用肿瘤完全缓解（CR）、肿瘤部分缓解（PR）、肿瘤稳定（SD）、肿瘤进展（PD）这类的医学术语来总结这段时间的治疗效果。实际上对于大多数药物治疗不敏感的肿瘤或晚期肿瘤患者，如果我们一味强调理论上的肿瘤完全缓解、肿瘤部分缓解，这是不切实际的。医生治疗肿瘤时不但会看肿瘤大小的变化，更要考虑到患者的生存质量、生存期的长短。很多晚期肿瘤患者通过综合治疗可以长期"带瘤生存"，这样的治疗疗效和实际意义不亚于肿瘤完全缓解、肿瘤部分缓解的结果。

240. 如果化疗效果不好应该怎么办？

化疗效果不好的时候最好跟主治医生沟通，分析治疗无效的可能原因。对于癌症患者来说，即使采用目前最有效的方案，仍有一部分人无效。由于影响化疗疗效的因素很多，对某一个特定的患者而言，目前又没有特别有效的方法提前预知哪些化疗方案是有效的，哪些是没有效的，只能通过化疗以后才知道疗效如何。当然，化疗也不是完全盲目的，有经验的医生会根据患者肿瘤的各种特点，选择一个最适合于该患者的化疗方案。万一该方案无效，也会分析治疗失败的原因，提出下一步的合适治疗方法。

241. 什么叫内分泌治疗？

内分泌治疗又称激素治疗。激素是由机体内分泌细胞产生的一类化学物质，其随血液循环到全身，可对特定的组织或细胞发挥特有的效用。

有一些肿瘤的发生、发展与激素失调有关，治疗中可应用一些激素或抗激素类物质以使肿瘤生长所依赖的条件发生变化，从而抑制肿瘤的生长。由于激素可选择性地作用于相应的肿瘤组织，对正常组织不会产生抑制作用，因而不会引起骨髓抑制。目前，临床上应用较多的激素治疗方案有：①用甲状腺素抑制促甲状腺素的分泌以治疗甲状腺癌。②用性激素（包括雌激素、孕激素、雄激素）及抗性激素药物（如他莫昔芬）治疗乳腺癌或前列腺癌。③用肾上腺皮质激素与化疗联合应用以增强化疗作用，降低副作用。

内分泌治疗可以通过外科手术治疗、放射治疗或药物治疗来实现。外科手术治疗是手术切除卵巢、睾丸、肾上腺、脑垂体等内分泌腺体。放射治疗是指用放射线照射破坏内分泌腺体；药物治疗是指补充某些激素（替代治疗）、用药物消除某些激素（消除治疗）及用某些药物抵消某种激素的效应（抵抗治疗）。

（四）介入治疗

242. 什么是肿瘤的介入治疗？

就是在医学影像设备（血管造影机、X线透视机、CT、MRI、B超）的引导下，通过微小的切口或穿刺点将特制的导管、导丝等精密器械引入肿瘤部位，对肿瘤或相关疾病进行治疗的一门新兴学科。

243. 肿瘤的介入治疗有哪些手段？能达到什么目的？

肿瘤的介入治疗包括药物灌注、动脉栓塞、管腔狭窄的球囊扩张、安放滤器或支架、体液引流、能量消融等手段，以达到治疗肿瘤和缓解病痛的目的。

244. 什么叫动脉栓塞术？什么叫化疗栓塞术？

经导管将栓塞剂注入病变部位的血管内，引起动脉暂时性或永久性阻塞的手术被称为动脉栓塞术。

如果在注入栓塞剂的同时加入化疗药物则被称为化疗栓塞术。

245. 肿瘤的介入治疗需通过哪些途径完成?

针对肿瘤的介入治疗,根据治疗途径分为经过血管介入治疗(如经动脉化疗栓塞)、经过皮肤穿刺介入治疗(如经皮穿刺消融术)和经过**空腔脏器**介入治疗(如消化道狭窄的球囊成形术和支架植入术)。

246. 与外科手术相比介入治疗肿瘤有哪些特点?

与外科手术相比,介入治疗肿瘤具有创伤小、简便、安全、并发症少和住院时间短的特点。

247. 哪些肿瘤患者适合于经血管介入治疗?

以下肿瘤患者适合经血管介入治疗:①某些脏器患有血管瘤的患者;②肝、肺、肾等脏器原发恶性肿瘤或转移瘤的患者;③某些恶性肿瘤外科手术前需辅助治疗的患者;④由于肿瘤导致的出血或肿瘤手术后的脏器出血需要止血的患者等。这些患者通过行经血管介入治疗均能取得较理想的效果。

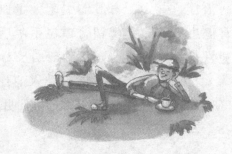

248. 哪些肿瘤患者不适合经血管介入治疗？

心、肝、肾功能严重衰竭的肿瘤患者，对碘过敏的肿瘤患者，体质衰弱不能耐受化疗毒副反应的肿瘤患者，难以纠正的**凝血功能障碍**的患者，不能平卧或躁动不安的患者，全身广泛受侵的恶性肿瘤患者和**非实体肿瘤**患者都不适合经血管介入治疗。

249. 非血管性介入治疗恶性肿瘤的方法有哪些？

除可经血管途径介入治疗肿瘤外，还可以通过以下非血管性途径介入治疗肿瘤：①经皮穿刺肿瘤内抗肿瘤药物直接注射；②经皮穿刺肿瘤内无水乙醇注射；③经皮穿刺肿瘤内放射性核素注射；④经穿刺导针物理消融；⑤用于解除消化道狭窄的消化道支架植入术；⑥用于解除梗阻症状的经皮穿刺引流术和支架植入术。

250. 肾癌患者在什么情况下需要进行介入治疗？

在肾癌的治疗中介入治疗是姑息治疗方法。主要用于以下几种情况：①因各种原因不适宜做外科手术治疗或拒绝外科手术治疗，且没有肝、肾功能严重障碍的肾癌患者；可采用肾动脉栓塞或肾动脉化疗栓塞治疗。②由于肾肿瘤引起大量血尿，需要通过介入治疗止血的肾癌患者，也是保留肾单位手术后患者肾出血的一种治疗方法。通常是用选择性肾动脉血管分支栓塞的方法。③既往临床经验认为，根治性肾切除术前行介入治疗可减少术中出血，现在的临床研究结果发现这种作用并不明显，已经很少应用。

251. 化疗栓塞治疗肾癌的疗效怎么样？

肾动脉化疗栓塞治疗通常适用于不能耐受手术治疗的患者，是一种姑息治疗的方法，很难达到根治的目的，通常是为了缓解因肾癌引起的症状，如血尿、腰痛等。

252. 哪些肾癌患者不适宜化疗栓塞治疗？

化疗栓塞适用于预期生存期在 3 个月以上的肾癌患者，不受肿瘤大小及位置的限制。但预期生存期在 3 个月以内的终末期肾癌患者不适宜行化疗栓塞治疗。

253. 肾癌介入化疗的常用药物有哪些？

肾癌介入化疗的常用药物包括 5-氟尿嘧啶、丝裂霉素、顺铂、吡柔比星（吡喃阿霉素）等。

254. 经血管介入治疗肿瘤有哪些并发症？

尽管介入治疗属于微创治疗范畴，但在经血管介入治疗肿瘤过程中或治疗后仍可能发生造影剂注入血管外、血管内膜剥离、异位栓塞、血管破裂、动脉血管痉挛、穿刺部位血肿或皮下淤血、假性动脉瘤、动静脉瘘等并发症。

255. 什么叫肿瘤栓塞后综合征?

肿瘤栓塞后综合征是指肿瘤栓塞后出现的恶心、呕吐、疼痛与发热,这是机体对栓塞后的反应,常在栓塞后 12~96 小时消失,通常不需要做特殊处理。症状重者通过对症治疗,如止吐、止痛、物理降温等治疗可缓解。

256. 经动脉栓塞治疗肿瘤术后患者为什么会出现发热?

大多是由于化疗药或栓塞剂注入肿瘤组织使瘤组织坏死,机体吸收坏死组织所致。一般在术后 1~3 天内出现,体温通常在 38℃左右,经过对症处理后在 7~14 天体温可恢复正常。

257. 如何处理肿瘤经动脉栓塞术后的发热?

如果患者发热不明显或轻度发热通常不需要治疗。当体温超过 38.5℃时,应嘱患者卧床休息,保持室内空气流通,并给予清淡、易消化的高热量、高蛋白、含丰富维生素的流食或半流质饮食。鼓励患者多喝水,选择不同的物理降温法,如冰敷、温水或酒精擦浴,若无效则按医嘱使用解热镇痛药。患者高热时应保持口腔清洁,注意保暖,出汗后及时更换衣服,不要盖过厚的被子,以免影响机体散热。

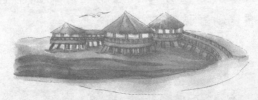

258. 动脉栓塞治疗肿瘤后患者为什么会出现疼痛？

动脉栓塞治疗后患者有时会出现疼痛，这是由于动脉栓塞或注入化疗药物后使肿瘤组织缺血、水肿、坏死，导致不同程度的手术后暂时性疼痛，是介入治疗后的常见反应。疼痛轻者可通过放松心情及深呼吸来分散对疼痛的注意力而使疼痛缓解，采取舒适体位也可能会有所帮助；疼痛严重者，应与护士或医生联系给予止痛药物治疗。

（五）能量消融

259. 什么叫能量消融治疗？

能量消融是指通过物理或化学的方法直接灭活或融解肿瘤组织的治疗方法，可分为物理消融和化学消融。

物理消融是通过一些技术手段对肿瘤组织内进行加热、冷冻，使肿瘤组织凝固、冻融坏死。已经用于临床的物理消融方法有冷冻消融、射频消融、高能聚焦超声、微波消融、激光消融等。

化学消融则是将各种化学制剂或药物，如无水酒精、热蒸馏水及化疗药物等注射于肿瘤内，通过物理或化学效应使瘤细胞及血管内皮细胞等发生脱水、蛋白凝固等变化，导致肿瘤细胞变性、坏死。由于现有物理消融方法多是通过经皮肤穿刺的途径进行治疗，因此，被认为属于微创治疗范畴。

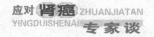

260. 治疗肾癌有效的物理消融治疗方法有哪些？

经过大量临床研究，一些物理消融治疗方法已经被证实治疗肾癌有效。目前被各国《肾细胞癌诊治指南》推荐的可用于治疗早期肾癌的方法包括冷冻消融、射频消融、高强度聚焦超声。由于这几种物理消融治疗后肾肿瘤复发率稍高于保留肾单位手术，因此，对能耐受手术治疗的患者应首选手术治疗。对于不能耐受手术治疗的早期肾癌患者，可以选择上述物理消融方法治疗，其他物理消融方法仍在探索中。

261. 哪些患者适合于物理消融治疗？

对于符合下列条件的肾癌患者适合于选择物理消融治疗：①高龄或伴有严重并发症，不适于外科手术的早期无症状肾癌患者，或遗传性肾癌、双肾癌、孤立肾肾癌以及伴肾功能不全的肾癌患者；②肿瘤最大径<3cm；③肿瘤位于肾周边的肾癌患者。

262. 哪些肾癌患者不适合做物理消融？

物理消融治疗方法尽管属于微创治疗范畴，但仍不能适用于所有患者，对于有以下问题的肾癌患者就不应选择物理消融治疗：伴有**凝血功能**障碍、严重心肺疾病、严重感染及肾血管畸形（如肾动脉瘤）的肾癌患者应被视为**禁忌证**。

由于射频能干扰无线电通讯和电子仪器的正常工作，电场作用范围内的金属异物可能吸收电磁波能量，产生涡流，导致组织烫伤。因此，对装有心脏起搏器、体内有金属假肢的患者，也应被视为射频治疗的禁忌。

此外，欧洲泌尿外科协会制订的《肾细胞癌诊治指南》中推荐的能量消融的**禁忌证**还包括：预期寿命<1年的肾癌患者，伴有多发转移或肿瘤最大径>3cm，或肿瘤部位不适于经皮消融方法（肾门部肿瘤、靠近输尿管近端或中央集合系统的肿瘤）的肾癌患者。

（六）放射性核素治疗

263. 放射性核素能治疗肿瘤吗？

放射性核素治疗是将带有射线的放射性药物给肿瘤患者口服或经静脉注射等方法进入人体内后，放射性药物能随血液到达肿瘤部位，对肿瘤细胞放出射线，其射线像"导弹"一样，能瞄准肿瘤细胞射击，最后抑制或摧毁肿瘤细胞，从而达到治疗肿瘤的目的。放射性核素治疗属于内照射治疗，而我们通常所说的放疗属于外照射治疗。

264. 放射性核素主要用于哪些肿瘤的治疗？

放射性核素治疗开展得最早、应用得最广泛的就是^{131}碘治疗甲状腺癌及其转移灶，其他效果较好的还有放射性核素治疗骨转移、^{131}碘间位碘代苄胍（^{131}I-MIBG）治疗恶性嗜铬细胞瘤和恶性神经母细胞瘤、放射性核素标记的单克隆抗体治疗淋巴瘤、放射性核素标记的奥曲肽治疗神经内分泌肿瘤、^{125}碘放射性粒子植入治疗肿瘤、唯美生治疗肿瘤、^{90}Y标记的玻璃微球治疗肝癌等。

265. 应用放射性核素治疗安全吗?

放射性核素所发射出来的射线对肿瘤细胞具有杀伤力，能有效地破坏病变组织，达到治疗目的。放射性核素治疗的靶向性很好，主要集中在病变部位照射，在组织中仅能穿行几毫米，对周围的正常组织影响较小，只要是采用规范化治疗方案与剂量，核素治疗是安全、可靠的。

266. 放射性核素治疗骨转移的效果如何?

放射性核素治疗骨转移是利用放射性核素所发出的射线，对骨转移灶进行照射，达到治疗的目的。它是一种内照射治疗，可以缓解疼痛、减轻症状、提高患者的生存质量，少部分患者能达到骨病灶好转或消失，甚至延长生命。总的来说，前列腺癌及乳腺癌骨转移的放射性核素治疗疗效比其他肿瘤骨转移效果好，止痛效果可达80%以上。

267. 临床上常用哪些放射性药物治疗骨转移?

放射性核素治疗骨转移所用的放射性药物目前在我国主要有两种——二氯化锶（$^{89}SrCl_2$）和^{153}钐-乙二胺四甲撑磷酸。

一种是长效的放射性治疗药物——二氯化锶（$^{89}SrCl_2$），用于骨转移早期、骨髓储备能力正常的患者。一般一次注射二氯化锶4mCi，起效时间14～28天，治疗效果持续时间12～26周，骨痛复发的病例可以重复进行治疗，两次给药间隔时间一般是3个月，止痛率74%～91%。

另一种是短效的放射性治疗药物——^{153}钐-乙二胺四甲撑磷酸（^{153}Sm-EDTMP），用于骨转移进展期、骨痛严重、骨髓储备不足的患者。一般一次注射^{153}Sm-EDTMP 1mCi/kg，起效时间2~7天，治疗效果持续时间4~8周，骨痛复发的病例可以重复进行治疗，两次给药间隔时间一般是1个月，止痛率65%~92%。

268. 哪些患者适合接受放射性核素治疗？

一般用放射性药物治疗骨转移的患者需要符合下列要求：① 临床、病理及各种影像诊断确诊的骨转移癌；②核素骨显像显示骨转移癌有**放射性浓聚**；③骨转移癌所致的骨疼痛，药物治疗、放疗、化疗无效者；④白细胞不低于 $3.0×10^9/L$，血小板不低于 $90×10^9/L$，血红蛋白不低于 90g/L；⑤预计患者生存期>3 个月。

269. 哪些患者不宜接受放射性核素治疗？

在下列情况下不考虑做骨核素治疗：①妊娠及哺乳期的妇女；②白细胞低于 $3.0×10^9/L$；③血小板低于 $90×10^9/L$；④严重的肝、肾功能不良；⑤骨显像显示病灶无放射性浓聚。

270. 放射性核素治疗骨转移有哪些常见的副作用？

放射性核素治疗骨转移最常见的副作用是**骨髓抑制**，表现为白细胞、血小板或血红蛋白降低。治疗后**骨髓抑制**发生率为20%~50%，但可以恢复，一般在 12 周内即可恢复到治疗前水平。5%~10%的患者可出现反跳痛，即给予骨核素治疗后患者出现短暂的疼痛加重，一般发生在给药后 5～10 天，持续 2～4 天，对症止痛治疗能好转。

（七）中医治疗

271. 中医在肿瘤治疗中有哪些优势？

手术、放疗、化疗在中医看来皆是祛邪的手段，这些治疗方法在最大程度地减少肿瘤负荷、杀灭癌细胞的同时，不可避免地会损伤正气，使患者免疫功能受损、抵抗力下降。中医认为恶性肿瘤属于正虚邪实的疾病，治疗过程中强调整体观念、辨证论治，一方面要"扶正"，另一方面要"祛邪"，重在扶正固本，兼以祛邪。虽然中医药直接抗癌作用不显著，但能够减轻放疗、化疗引起的恶心、呕吐、食欲减退、乏力、白细胞减少、免疫功能下降等不良反应，改善患者症状、提高生存质量。现代中药药理研究发现，许多中药正是通过调节肿瘤患者的机体免疫功能达到抑制肿瘤的目的，特别是补益类及活血类中药。在恶性肿瘤治疗中中西医各有优势，不能互相替代。

272. 中药有抗癌药物吗？

中医治疗肿瘤的常用药物种类繁多，包括扶正固本、清热凉血、理气解郁、化痰散结、活血化瘀和以毒攻毒等。按照中医传统理论和中药学知识来分析，并没有所谓的专门"抗癌"中药。随着现代中药药理学研究不断深入，逐渐发现一些中药（或中药单体成分）对癌细胞有一定的杀伤和抑制作用，也就相应地出现了抗癌中药的说法。这类具有抗癌作用的药物，往往被多数人直观地理解为具有杀伤癌细胞的作用，甚至被拿来与化疗药物

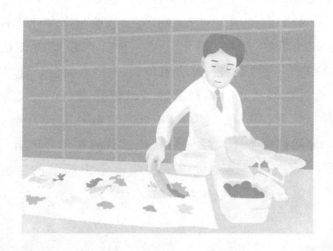

类比，这种观点并不准确。大家平时所说的抗癌中药，主要是狭义上的抗癌中药，专指以毒攻毒类药物。其实，具有抗癌作用的中药既包括以毒攻毒类药物，也包括扶正固本类药物和各种清热解毒、化痰散结、活血化瘀类药物，这些都属于广义上的抗癌中药。

273. 中医药配合放、化疗能同时进行吗？

许多患者和家属会有这样的疑问：中医药与放射治疗或化疗药物会不会有冲突？会不会影响放、化疗的效果？它们能同时进行吗？多年来，大量的临床实践告诉我们，中医药与放、化疗之间不会发生冲突，截至目前没有患者因为接受中医药治疗而降低放、化疗效果的确切依据。中医治疗是肿瘤综合治疗中的方法之一，适用于肿瘤患者治疗的各阶段。在不同阶段，中医药扮演不同的角色、发挥不同的作用。放、化疗期间，西医治疗方法是抗肿瘤治疗的主力军，其治疗本身具有较强的"杀伤力"，不仅能够杀死、抑制肿瘤细胞，对人体正常的细胞也会带来不同程度的损伤，表现为骨髓功能、消化系统、神经系统等方面的不良反应。此时中医药治疗处于辅助地位，侧重于为放、化疗"保驾护航"。通过益气扶正、填精养血、调理脾胃等治疗方法，改善或减轻患者乏力、失眠、恶心、呕吐、食欲减退、大便干燥、手足麻木、**骨髓抑制**等不良反应和症状，目的在于使患者的放、化疗得以顺利地进行。这个阶段抗肿瘤不是中医药的主要治疗方向，也不建议过多使用以毒攻毒的抗癌中药。

274. 肿瘤患者放、化疗后练习气功是否有益？

气功是具有广泛群众基础的养生保健锻炼方法，也是传统中医学的重要组成部分。无论哪种功法都强调练习时要充分放松身体和情绪，注重呼吸、意识的调整，与身体活动保持协调，才有利于调节生理功能、减轻心理压力，这一点对于肿瘤患者的康复治疗来说是有益的。需要特别注意的是，应在各类气功中正确选择动作幅度较小、难度不大的，切忌练习体力要求较高、动作复杂的，以免加重身体负担。选择哪种气功，练习多长时间，一定要根据自己的疾病状况以及对身体起到的作用来确定。

275. 中药对肾癌有效吗？

目前单独应用中药直接抗肿瘤的作用甚微，但可起到较好的辅助治疗作用，包括提高机体的免疫力、调理脏腑的功能、减轻化疗或放疗的毒副作用等。一些中药也可能在一定程度上起到增加化疗或放疗疗效的作用，即可能有增敏作用。

（八）止痛

276. 如何向医生描述疼痛？

首先应该向医生准确描述疼痛的部位：哪里感到疼痛？哪里疼痛最明显？是否伴随其他部位的疼痛？疼痛部位是否游走不定？

其次要告诉医生疼痛发作的特点：是持续痛还是间歇痛？什么原因会使疼痛加剧或缓解？一天中什么时间感到最疼？如果是间歇痛多长时间发作一次？

最后要向医生描述你感受的疼痛程度：是轻度、中度、重度还是严重痛？

要特别注意：诊断疼痛应该是你所说的感觉，而不是医生认为应该怎样。所以正确向医生描述疼痛可以帮助医生进行有效地治疗。

277. 癌症患者疼痛的原因有哪些？

癌症患者感到疼痛的原因主要有三大类：

（1）癌症本身的原因：最常见的原因是骨转移、肿瘤压迫神经或侵犯神经所致，其次是由于肿瘤生长过快或肿瘤过大导致患者感到某部位胀痛。

（2）继发于肿瘤的相关因素：如肿瘤伴有感染、肿瘤导致肠道或其他管道系统梗阻、肿瘤破裂出血等。

（3）诊治癌症过程中产生的疼痛：如手术、放疗、化疗、穿刺活检、骨髓穿刺、内镜检查等。

278. 癌症患者疼痛的伴随症状有哪些？

了解疼痛的伴随症状可有助于患者及家属正确认识疼痛给患者带来的危害，及时正确治疗疼痛。通常疼痛的伴随症状有以下三个方面：

（1）生理性症状：严重疼痛会导致患者出现恶心、呕吐、心慌、头昏、四肢发冷、出冷汗、血压下降甚至休克。慢性疼痛会引起患者失眠、大便干燥、食欲缺乏、**肢体活动受限**等。

（2）心理变化：顽固性及恶性疼痛会使患者感到抑郁、恐惧、焦躁不安、易怒、绝望等。

（3）行为异常：多见于慢性疼痛的患者。不停地述说疼痛的体验及对其的影响如何。不断抚摸疼痛部位，甚至以暴力捶打，坐卧不安、尖叫呻吟、伤人、毁物。

279. 世界卫生组织推荐的治疗癌痛三阶梯止痛方案是什么？

为了提高癌症患者的生活质量，达到持续镇痛的效果，使癌痛患者夜间能够睡觉，白天休息、活动、工作时无痛，世界卫生组织推荐采用三阶梯止痛方案，其具体分类如下：

第一阶梯：应用非阿片类镇痛药物止痛，加用或不加用辅助药物。

第二阶梯：如果疼痛持续或加剧，在应用非阿片类镇痛药基础上加用**弱阿片类药物**和辅助药物。

第三阶梯：强阿片类药物与非阿片类镇痛药及辅助药物合用，直到患者疼痛获得完全缓解。

如果疼痛仍然持续，应进行神经破坏或介入治疗等有创性治疗。尽量维持无创伤性地给药途径（如口服、外用、贴剂等），这种途径简单、方便、安全、费用低。

280. 什么是非阿片类镇痛药？

非阿片类镇痛药是指止痛作用不是通过激动体内阿片受体而产生的镇痛药物。按作用机制主要分为以下两类：

（1）非甾体类抗炎镇痛药：具有解热镇痛，兼具消炎、抗风湿、**抗血小板聚集**作用的药物。主要用于治疗炎症、发热和疼痛，如吲哚美辛、对乙酰氨基酚、芬必得（布洛芬）、萘普生、奇诺力（舒林酸）、西乐葆等。

（2）非阿片类中枢性镇痛药：作用于中枢神经系统，影响痛觉传递而产生镇痛作用，如曲马多、氟吡汀。

281. 什么是阿片类镇痛药？

阿片类镇痛药为一类作用于中枢神经系统、激动或部分激动体内阿片受体，选择性减轻或缓解疼痛，对其他感觉无明显影响，并能保持清醒的一类止痛药物。镇痛作用强，还可消除因疼痛引起的情绪反应。阿片类镇痛药按药物来源可分为以下三类：

（1）天然的阿片生物碱：如吗啡、可待因。

（2）半合成的衍生物：如双氢可待因。

（3）合成的麻醉性镇痛药：哌替啶（杜冷丁）、**芬太尼族**、美沙酮等。

282. 按三阶梯止痛方案常用的镇痛药都有哪些?

很多患者不知道自己服用的药物属于哪一个阶梯，按三阶梯止痛方案常用的镇痛药有:

第一阶梯: 轻度镇痛药, 以非甾体类药物为主。常用的有阿司匹林、意施丁 (消炎痛控释片)、泰诺林 (对乙酰氨基酚为主)、百服宁 (对乙酰氨基酚为主)、必理通 (对乙酰氨基酚)、散利痛 (对乙酰氨基酚+咖啡因等)、芬必得 (布洛芬)、扶他林 (双氯芬酸钠)、凯扶兰 (双氯芬酸钾)、奥湿克 (双氯芬酸钠+米索前列醇)、奇诺力 (舒林酸)、莫比可 (美洛昔康)、萘普生、西乐葆等。

第二阶梯: 中度镇痛药, 以**弱阿片类药物**为主。常用的有奇曼丁 (盐酸曲马多缓释片)、泰勒宁 (氨酚羟考酮)、路盖克 (可待因+对乙酰氨基酚)、氨酚待因 (可待因+对乙酰氨基酚)、双克因 (酒石酸二氢可待因控释片)、泰诺因 (可待因+对乙酰氨基酚)、盐酸丁丙诺啡舌下片、盐酸布桂嗪注射液 (强痛定针剂) 等。

第三阶梯: 重度镇痛药, 强阿片类药物。常用的有美施康定 (硫酸吗啡控释片)、奥施康定 (盐酸羟考酮控释片)、多瑞吉 (芬太尼透皮贴剂)、盐酸吗啡片剂及针剂等。

283. 三阶梯镇痛方案的基本原则是什么?

三阶梯镇痛方案的基本原则为: 按阶梯给药, 无创给药, 按时给药, 用药个体化, 注意具体细节。

(1) 按阶梯给药: ①根据患者的疼痛程度给予相应阶梯的

药物，如果患者就诊时已经是重度疼痛，就应该直接使用重度镇痛药，无需从第一阶梯开始。②在使用第一或第二阶梯药物时，其镇痛作用都有一个最高极限（天花板效应），因此，在正规使用第一、第二阶梯药物后，如果疼痛不能控制，不应再加量、换用、联用同一阶梯的镇痛药物，应选择更高阶梯的镇痛药物。③第三阶梯代表药物为吗啡，此阶梯药物没有"天花板效应"，如果常规剂量控制疼痛效果不佳，可以逐渐增加吗啡剂量，直至完全控制疼痛为止。

（2）无创给药：在可能的情况下尽量选择口服、透皮贴剂等无创方式给药，这种用药方式简单、经济、方便、易于患者接受，并且不易产生成瘾性及药物依赖性。

（3）按时给药：按规定时间间隔给药，不论患者当时是否有疼痛发作，而不是等到患者疼痛时才给药，这样可保证达到持续镇痛的效果。

（4）用药个体化：不同的患者对麻醉性镇痛药的敏感度存在个体差异，而且差异度可能很大，同一个患者在癌症的不同病程阶段疼痛程度也在发生变化，所以阿片类药物没有标准用量，要时刻根据患者的疼痛缓解状况增加、减少用药剂量，凡是能够使疼痛控制的剂量就是正确的剂量。

（5）注意具体细节：对服用镇痛药的患者要注意监护，密切观察其反应，目的是使患者获得最佳镇痛的同时产生最小的副作用。

284. 什么是药物的耐药性？镇痛药也能产生耐药性吗？

耐药性又称抗药性，指微生物、寄生虫或肿瘤细胞与药物多次接触后，对药物的敏感性下降甚至消失，致使药物对耐药微生物、寄生虫或肿瘤细胞的疗效降低或无效。

镇痛药反复使用后也会产生耐药性，其结果导致镇痛作用下降，作用时间缩短，有些需要逐渐增加剂量才能维持其镇痛效果。

285. 什么是药物的依赖性？镇痛药会产生依赖性吗？

药物的依赖性俗称药瘾或瘾癖，它分为精神依赖和躯体依赖两种。

精神依赖又称心理依赖，也就是大家通常所说的成瘾性，是指患者对某种药物特别渴求，服用后在心理上有特殊的满足感。镇痛药物容易产生成瘾性，阿片类药物成瘾的特征是持续地、不择手段地渴求使用阿片类药物，主动觅药，目的不是为了镇痛，而是为了达到"欣快感"，这种对药物的渴求行为会导致药物的滥用。对精神依赖的过于担心是导致医生和患者未合理使用阿片类药物的重要原因。大量国内外临床实践表明，阿片类药物用于癌症患者镇痛成瘾者极其罕见。

身体依赖是指重复多次地给予同一种药物，使患者中枢神经系统发生了某种生理或生化方面的变化，致使对某种药物成瘾，也就是说需要某种药物持续存在于体内，否则药瘾大发产生戒断症状。阿片类药物成瘾表现为：用药一段时间后，突然停用后出现的流涕、流泪、打哈欠、出汗、腹泻、失眠及焦虑、烦躁等一系列戒断症状。戒断症状很容易通过逐渐减少用药剂量来避免。

耐药性和身体依赖性是阿片类药物的正常药理学现象，癌痛患者通常使用的是阿片类药物的控释或缓释剂型，极少发生精神（心理）依赖。癌痛患者如发生药物依赖性并不妨碍医生有效地使用此类药物。

286. 长期用阿片类镇痛药会成瘾吗？

对阿片类药物成瘾的恐惧是影响患者疼痛治疗的主要障碍。世界卫生组织对癌痛患者应用镇痛药已经不再使用成瘾性这一术语，替代的术语是药物依赖性。镇痛药躯体依赖性不等于成瘾性，而精神依赖性才是人们常说的成瘾性。躯体依赖性常发生于癌痛治疗过程中。癌症患者因疼痛治疗的需要对阿片类药物产生耐受性（需要适时增加剂量才能达到原来的疗效）及躯体依赖性是正常的，并非意味已"成瘾"，不影响患者继续安全使用阿片类镇痛药。在医生的指导下，采用阿片类药物控释、**缓释制剂**，口服或**透皮给药**，按时用药等规范化用药方法，可以保证理想的镇痛疗效。

287. 癌症患者应该什么时候开始止痛治疗？

目前，主张癌症患者一旦出现疼痛就应及早开始止痛治疗，而不必忍受疼痛的折磨。疼痛会影响患者的生活质量，使患者无法正常睡眠、工作、娱乐等，部分患者还会出现抑郁、焦虑、消沉等心理障碍。早期的癌痛在疾病未恶化时，及时、按时用药比较容易控制，所需镇痛药强度和剂量也最低，还可避免因治疗不及时而最终发展成难治性疼痛。

288. 非阿片类药吃了不管用，多吃点就行了吗？

许多患者及家属认为，非阿片类药物比阿片类药物安全，可以多吃，并因惧怕阿片类药物成瘾，想尽量避免用强阿片类药物。其实这种想法和做法都不对。非阿片类镇痛药止痛效果与用量不成正比，当达到一定剂量水平时，增加用药剂量并不能增加镇痛效果，而且药物的不良反应将明显增加，也就是通常所说的"天花板效应"。阿片类药物如果在医生指导下正确地个体化用药，可防止药物的不良反应，长期用药对肝及肾等重要器官无毒性作用。与之相比，非阿片类镇痛药长期用药或大剂量用药发生器官毒性反应的危险性明显高于阿片类镇痛药。非甾体类抗炎药是非阿片类药中的一种，其在用药初期大多无明显不良反应，但长期用药，尤其是长期大剂量用药则可能出现消化道溃疡、血小板功能障碍及**肾毒性**等不良反应。大剂量对乙酰氨基酚可引起肝毒性。因此，如果正确使用，一般阿片类镇痛药比非阿片类药更安全。

289. 阿片类药物是治疗癌痛的首选药物吗？

阿片类药物是最古老的止痛药，也是迄今为止最有效的止痛药。世界卫生组织提出："尽管癌痛的药物治疗及非药物治疗方法多种多样，但是在所有止痛治疗方法中，阿片类止痛药是癌痛治疗中必不可少的药物。对于中度及重度的癌痛患者，阿片类止痛药具有无可取代的地位"。在癌痛治疗中之所以对阿片类镇痛药的作用有如此高的评价，是缘于这类药物有以下三大特点：

（1）止痛作用强：阿片类药物的止痛作用明显超过其他非阿片类止痛药。

（2）长期用药无器官毒性作用：阿片类药物本身对胃、肠、肝、肾等器官无毒性作用。

（3）无"天花板效应"：因肿瘤进展而使患者癌痛加重时，或用阿片类药止痛未达到理想效果时，可通过增加阿片类药物的剂量提高止痛治疗效果，其用药量无最高限制性剂量。

290. 阿片类药物的毒副反应有哪些？出现后应立即停药吗？

阿片类药物常见的毒副反应主要为大便干燥（发生率90%）和恶心、呕吐（发生率30%），其他包括眩晕（发生率6%）、尿潴留（发生率5%）、皮肤瘙痒（发生率1%）、嗜睡及过度镇静（少见）、躯体和精神依赖（少见）、阿片过量和中毒（少见）、精神错乱及中枢神经毒副反应（罕见）。除大便干燥以外，其他的毒副反应一般出现在用药初期，数日后患者都会逐渐耐受或自行消失。出现大便干燥者可采用对症治疗，不影响患者继续用药。在医生正确指导下用药，其他少见和罕见的毒副反应可减少或避免发生。所以患者不必担心阿片类药物会发生严重毒副反应而停药。

291. 害怕增加阿片类药物剂量，部分缓解疼痛就可以凑合了吗？

有些患者因害怕药物成瘾而不敢增加阿片类药物剂量，造成用药剂量不足，这样会导致镇痛不足，长期的疼痛刺激将使疼痛进一步加重，形成神经病理性疼痛等难治性疼痛，形成恶性循环。对于癌症患者，疼痛治疗的主要目的应该是根据患者具体情况合理、有计划地综合应用有效镇痛治疗手段，最大限度缓解癌痛症状，持续、有效地消除或减轻疼痛，降低药物的毒副反应，最大限度地提高患者的生活质量。理想的镇痛治疗应该是使患者达到无痛休息和无痛活动，消除疼痛是患者的基本权利，所以每个癌痛患者都不应该忍受不必要的疼痛，要相信疼痛是可以控制的，要在医生的指导下最大限度的缓解自己的疼痛。

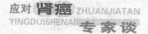

292. 癌痛患者在接受其他抗肿瘤治疗的同时可以使用镇痛药吗？

许多癌症患者在进行化疗、放疗、手术治疗或其他抗肿瘤治疗的过程中出现疼痛，这些患者通常担心镇痛药会影响抗肿瘤治疗的效果而尽量忍受疼痛。目前的研究显示，镇痛药对其他抗肿瘤药没有不良影响，良好的镇痛可以有助于患者顺利完成其他抗肿瘤治疗。

293. 一旦使用阿片类药就不能停止，需要终身用药吗？

一些服用了阿片类镇痛药的癌痛患者接受化疗、放疗、手术治疗或其他抗肿瘤治疗后，肿瘤得到了控制，疼痛明显减轻，这些患者想知道镇痛药是否可以停止服用。答案是只要疼痛得到满意控制，可以随时安全停用阿片类镇痛药。吗啡每天用药剂量在30～60mg时，突然停药一般不会发生不良反应。长期大剂量用药者，突然停药可能出现戒断综合征。所以长期大剂量用药的患者应在医生指导下逐渐减量停药。

294. 哌替啶是最安全有效的镇痛药吗？

经常有一些患者会对医生说："我疼得很厉害，吃药没用，我要打杜冷丁。"这种观点是错误的，目前，世界卫生组织已不再推荐使用哌替啶（杜冷丁）作为癌痛患者的镇痛药物。哌替啶的镇痛作用强度仅为吗啡的1/10，在体内的代谢产物具有潜在**神经毒性**及**肾毒性**。此外，因哌替啶口服吸收利用率差，多采用肌内注射给药，肌内注射使患者注射局部产生硬结和新的疼痛感，不宜用于慢性癌痛的治疗。

295. 长期服用阿片类药物的患者有最大剂量的限制吗？

阿片类药物是目前发现的镇痛作用最强的药物，并且没有"天花板效应"，镇痛作用随剂量的增加而增强，因此，并不存在所谓最大或最佳剂量。对个体患者而言，最佳剂量是最有效的镇痛作用和可耐受的毒副反应。所以，只要止痛治疗需要，都可以使用最大耐受剂量的阿片类镇痛药，以达到理想缓解疼痛。

296. 两个长效阿片类药物能否联合使用？

首先要告诉患者这是不规范用药，没有任何一个权威《癌痛诊治指南》中推荐这样用药。其次，也没有必要这样做，在医生指导下可以通过增加单一阿片类药物的剂量来实现良好的镇痛效果。此外，还要告诉患者联合应用长效阿片类药物是有害的，两种长效类阿片药物作用机制相似，药理作用叠加，毒副反应发生的种类有可能会增加、机率会增大，用药剂量不容易掌控、容易过量，一旦过量，出现的毒副反应难以处理。

297. 因特殊原因导致的癌痛如何治疗？

有些晚期癌症患者会因肿瘤进一步恶化而出现脑转移、骨转移、硬膜外脊髓压迫症、肠梗阻、感染性疼痛等，这些患者在镇痛治疗的同时还应针对原发病变对因或对症治疗。

298. 癌痛患者如果合并有神经病理性疼痛如何处理?

神经病理性疼痛是由于神经系统损伤或者受到肿瘤压迫或浸润所致的一种难治性疼痛。患者在服用阿片类镇痛药的同时,应根据疼痛的不同表现联合应用其他辅助药物。表现为烧灼样疼痛的患者应加服三环类抗抑郁药,如阿米替林、多虑平等。表现为电击样疼痛的患者应加服抗惊厥药,如加巴喷丁、卡马西平等。

299. 口服阿片类控释片控制疼痛趋于稳定,但有时会出现突发性疼痛怎么办?

突发性疼痛也叫暴发痛,是指在持续、恰当控制慢性疼痛已经相对稳定基础上突发的剧痛。突发性癌痛常常被患者报告为无规律性、散在发生、急性发作、持续时间短、瞬间疼痛加剧、强度为中度到重度,可以超出患者已控制的慢性癌痛水平。暴发痛可以是与原发性疼痛一致或者感觉完全不同的阵发性疼痛。暴发性癌痛可以由不同诱发因素而发作(与肿瘤相关、与治疗相关、伴随的其他疾病),病理生理机制也可能不同(伤害性疼痛、神经源性疼痛、复合性疼痛)。暴发痛可以干扰患者的情绪、日常生活(睡眠、社会活动、生活享受等),对疼痛的总体治疗产生负面影响。所以,及时治疗暴发性癌痛非常有必要。患者要告诉医生存在暴发性疼痛,而不要因为暴发痛的持续时间短而忍受疼痛。目前,治疗暴发性癌痛的主要方法为在医生的指导下使用合适补救剂量即控释或速释型阿片类药物,并根据暴发痛的原因合理应用辅助药物等。

300. 治疗癌痛除口服镇痛药外，还有哪些治疗方法？

癌痛的原因多样，性质复杂，所以癌痛的综合治疗也显得很重要。目前，癌痛治疗中应用的方法很多，除口服镇痛药治疗外，还有放射治疗、化学治疗、放射性核素治疗、神经阻滞、脊髓刺激、射频消融、中医中药辅助治疗及心理治疗等方法。

301. 对癌痛患者进行心理治疗有意义吗？

癌痛的顽固和持续存在，使之比其他任何症状更易引起患者的心理和精神障碍，抑郁、焦虑等不良情绪能明显地加重疼痛的感知和体验，所以在控制癌痛的同时引入心理和精神治疗越来越受到人们的关注。心理治疗是通过宣传教育，医生、患者、家属间的交流，让患者获得有关知识，采用转移注意力、放松训练、精神治疗等方法，引导患者正确看待身体的感觉和现实，纠正错误认识，改善或重建对现实问题的看法和认识，改变身体对疼痛的反应，增强患者的治疗信心，对有效地控制癌痛起到很好地辅助作用。

（九）输血相关问题

302. 为什么将 RhD 阴性血叫"熊猫血"？

人类红细胞血型由三十多种血型系统组成，ABO 血型与 Rh 血型只是其中的两种，但 ABO 和 Rh 血型系统是目前与人类输血关系最为密切的两种血型系统。大家所熟知的 ABO 血型系统将血型分为 A 型、B 型、O 型和 AB 型，而 RhD 血型分为 RhD 阳性和 RhD 阴性。在给患者输血前对供血者和受血者这两种血型都要进行检测，以免出现输血反应。

那么什么叫 RhD 阴性血？当一个人的红细胞上存在有 D 血型抗原时，则被称为 RhD 阳性，用 RhD（＋）表示；当缺乏 D 抗原时即为 RhD 阴性，用 RhD（－）表示。RhD 阴性的分布因种族不同而差异很大，在白种人中的比例较高，约占 15%。而在我国汉族人群中绝大部分人为 Rh D 抗原阳性，RhD 阴性者比例不足 1%，因为极其罕见，类似于国宝大熊猫，因此，RhD 阴性血又被俗称"熊猫血"。Rh D 抗原对临床输血至关重要，RhD 阴性血患者如接受了 Rh D 抗原 D 阳性的血液，则有可能引起严重的溶血性输血反应。

303. 血型检测常见结果包括哪些？

自从 Landsteiner 于 1900 年发现 ABO 血型后，至今已命名 30 种红细胞血型系统，发现了 300 多个血型抗原。目前与人类输血关系最为密切的是 ABO 和 Rh 两种血型系统。通常所说的血型检测是指 ABO 血型检测，有数据显示，我国汉族人群中四种血型所占的比例分别为 A 型 20%～30%、B 型 20%～38%、O 型 30%～40%、AB 型 6%～12%。Rh 系统中最为重要的为 D 抗原，Rh D 血型分阴性和阳性两种。另外，Rh 系统的 C、c、E、e 抗原也与输血密切相关，如果抗体阳性的患者输入有相应抗原的红细胞，则可能引发溶血性输血反应。

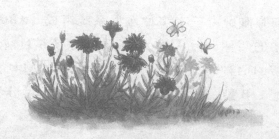

304. 肿瘤患者何时需要输注血小板？

肿瘤患者由于自身体质的变化以及化疗、放疗等影响，容易发生血小板数量减少，输注血小板是重要的支持治疗，尤其是造血功能差的患者，往往需多次输注以维持体内血小板的数量。虽然在身体有明显的出血之前预防性输注血小板已很普遍，但至今仍无权威的研究表明，预防性输注就一定比有了出血症状后再输（治疗性输注）效果好。我国《临床输血技术规范》建议手术及创伤的患者输注血小板阈值为 $50 \times 10^9/L$，血小板在 $(50\sim100) \times 10^9/L$ 之间者，应根据是否有自发性出血或伤口渗血决定；对于内科患者，如血小板 $>50 \times 10^9/L$，一般不需输注；$(10\sim50) \times 10^9/L$ 之间的患者根据临床出血情况决定；如血小板 $<5 \times 10^9/L$，则应立即输注血小板以防止出血。

英国血液学标准委员会（BCSH）发布的"血小板输注指南"建议，腰椎穿刺、硬膜外麻醉、组织活检、剖腹手术或相似的操作，血小板应提高至 $50 \times 10^9/L$ 以上；对于慢性稳定型血小板减少症，血小板可持续低于 $10 \times 10^9/L$ 而不发生严重出血，为避免血小板输血无效以及其他并发症，这类患者不推荐长期预防性输注血小板，肿瘤患者如没有败血症、凝血异常等情况则大多属于此类。

305. 肿瘤患者何时需要输注新鲜冰冻血浆？

新鲜冰冻血浆的主要作用为补充凝血因子，同时可扩充血容量。我国《临床输血技术规范》规定，其主要适用于凝血因子缺乏或大面积创伤、烧伤的患者。肿瘤患者如有上述情况则建议输注。

306. 肿瘤患者输血有哪些风险？

目前，我国各级医疗机构为患者提供的血液已经由供血机构按国家规定采用合格试剂进行了严格的检测，但受当前科技水平的限制，仍难以避免输血所致的各种传染性疾病和不良反应，输血治疗存在一定风险，主要包括以下情况：①溶血反应；②非溶血性发热反应；③**过敏反应**；④感染病毒性肝炎、艾滋病、梅毒等；⑤感染巨细胞病毒、EB 病毒、疟疾等；⑥输血相关移植物抗宿主病；⑦输血相关急性肺损伤；⑧循环负荷过重；⑨血液输注无效等。另外，肿瘤患者输注红细胞可能对机体的免疫系统产生一定抑制，从而加速肿瘤的复发与转移。

307. 出现输血不良反应通常的处理措施有哪些？

由于输血不良反应的多样性，其处理方式和手段也不相同。在输血开始后的 15 分钟内，医护人员应密切观察患者，确保输血安全。输血不良反应中对患者威胁最大的是急性溶血反应，若抢救不及时常导致患者迅速死亡。一旦出现急性溶血反应的征兆（高热、寒战、心跳加快、腰背疼痛、呼吸困难、酱油色尿等），应立刻停止输血，封存血袋，通知输血科复查患者和供血者血型，复查交叉配血试验结果；临床医生应在第一时间积极采取抢救措施，包括维持静脉通路、扩容，保持呼吸道通畅、给氧，循环支持，利尿，激素治疗等。输血不良反应中最为常见的是**过敏反应**和非溶血性发热反应，程度较轻者在停止输血后常可自行恢复，较重者需药物治疗，如给予退烧药、抗过敏药，极少数病情严重者（如过敏性休克）需抢救、抗休克治疗。

输血相关的传染性疾病往往是大家最关心的输血风险问题。解决的关键在于预防，一方面供血机构需不断提高检测水平，缩短艾滋病、乙肝等的检测窗口期；另一方面临床医生应严格把握输血指征，减少不必要的输血，降低感染风险。

308. 肿瘤患者输血会促进肿瘤的复发吗？

肿瘤患者输血会促进肿瘤的复发。自 1982 年 Burrows 等首先报道结直肠癌围术期接受异体血输注的患者 5 年生存率明显低于未输血患者以来，至今已有大量的研究表明输血会促进肿瘤复发，降低肿瘤患者的长期生存率。围术期输血可以抑制患者的特异性和非特异性免疫，导致肿瘤细胞发生免疫逃逸，增加肿瘤术后的复发率。输血引起免疫抑制的确切机制较为复杂，目前还有待进一步研究。因此，肿瘤患者的输血决定需要在充分的权衡利弊后作出。在技术条件成熟的医院，对于未发生转移的早期肿瘤患者，如患者身体情况允许，可首先考虑自身输血。

309. 什么是自身输血？自身输血有哪几种方式？

自身输血是相对于异体输血而言的，即患者接受的血液来自于自己的身体。自身输血有三种方式：①贮存式自身输血：指术前一定时间采集患者自身的血液进行保存，在手术期间输给患者；②急性等容性血液稀释：一般是在麻醉后、手术主要步骤开始前，抽取患者一定量自身血液在室温下保存备用，同时输入替代液（如生理盐水）使血液适度稀释，使手术中血液的有形成分丢失减少，然后根据术中失血情况将自身血液回输到患者体内；③回收式自身输血：指用血液回收装置，将患者体腔积血、手术失血及术后引流血液进行回收、抗凝、滤过、洗涤等处理，然后再回输给患者。血液回收必须采用合格的设备，回收处理的血液必须达到一定的质量标准。

310. 哪些患者适合自身输血？哪些患者不适合自身输血？

并不是所有的患者都适合自身输血，自身输血有其**适应证**：只要患者身体一般情况好，无心脑血管疾病，血红蛋白>110g/L或红细胞压积>0.33，行择期手术，本人签字同意后都可进行贮存式自身输血或者急性等容性血液稀释，但后者必须在术中密切监测血压、脉搏、血氧饱和度、红细胞压积和尿量的变化。

回收式自身输血要求较为严格，以下情况不能进行血液回收：血液流出血管外超过 6 小时；怀疑流出的血液被细菌、粪便、羊水或消毒液污染；怀疑流出的血液含有癌细胞；流出的血液严重溶血。

311. 如何评价血液输注后的效果？

临床医生在患者接受血液输注后应及时地进行疗效评价。主要从临床症状的改善和实验室检查两方面进行。①患者在红细胞输注有效后可能会出现精神好转，皮肤色泽恢复以及呼吸改善，但血常规检测是最为客观的指标，血红蛋白和红细胞压积数值的迅速提升是红细胞输注有效的有力证据；②血浆输注有效：表现为出血的减少、容量的恢复，但**凝血功能**检查结果好转为更客观的指标；③血小板输注有效：表现为出血点和出血部位的减少，止血效果的改善，实验室检查的主要评价指标为校正血小板计数增高指数（CCI），计算方法为 CCI＝（输注后血小板计数-输注前血小板计数）（10^9/L）×体表面积（m^2）÷输入血小板总数（10^{11}）。参考英国血液学标准委员会（BCSH）发布的"血小板输注指南"，以输注后 20~24 小时血小板计数增高指数≥$4.5×10^9$/L 判定为输注有效，血小板计数增高指数<$4.5×10^9$/L 为输注无效。

312. 输亲属的血最安全吗？

一般情况下，不提倡输注亲属血液，因为输注亲属血液发生移植物抗宿主反应的机率远高于输注非亲属血液，因此输亲属血并不是最安全的。如果在某些情况下，必须输注亲属血液时，建议亲属血液经辐照处理后输注。

（十）营养

313. 营养和食物是一回事吗？

营养是机体摄取、消化、吸收、代谢和利用食物或营养素以维持生命活动的整个过程。而食物是维持人体生命和机体活动的最基本物质条件之一。营养是过程，食物是物质。人通过摄入食物满足机体营养的需求，完成生命新陈代谢和运动。所以说营养和食物不是一回事。

314. 何谓膳食？

所谓膳食就指日常食用的饭菜。根据不同疾病的病理和生理需要，可以将各类食物改变烹调方法或改变食物质地而配制膳食，其营养素含量一般不变。医学上膳食的种类包括：常规膳食、特殊治疗膳食、诊断用的试验膳食和代谢膳食。

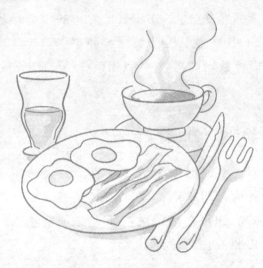

315. 常规膳食有哪些？

常规膳食包括普食、软食、半流食、流食等。

316. 如何平衡膳食？

饮食平衡是维持人体健康的最基本物质条件之一，包括：①充足的热能：用以维持正常的生理功能及活动。②足够的蛋白质：用以维持生长发育、组织修补更新及维持正常的生理功能。③适量的脂肪：以提供不饱和脂肪酸特别是必需脂肪酸，同时可促进脂溶性维生素吸收。④充足的无机盐、维生素：以满足生长发育和调节生理功能的需要。⑤适量的膳食纤维：有助于肠道蠕动和正常排泄，减少肠内有害物质的存留。⑥充足的水分：以维持体内各种生理过程的正常进行。

317. 如何配置普食？

普食与常人平时所用膳食基本相同，每日三餐。主要适用于饮食不受限制、体温正常或接近正常、消化功能无障碍及恢复期患者。膳食原则应注意热量和营养素含量必须达到每日膳食供给量的标准。能量每日在 9.2~10.9kJ（2200~2600kcal），蛋白质供给为优质蛋白为 40% 以上，普食的食物品种应多样化。食物分配比例也应合理，通常早餐为 25%~30%，中餐为 40% 左右，晚餐为 30%~35%。

318. 何谓膳食金字塔？

膳食金字塔是中国营养学会推荐的食谱。塔底由五谷杂粮组

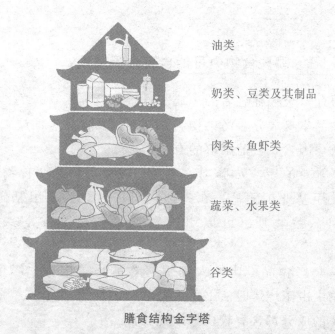

油类

奶类、豆类及其制品

肉类、鱼虾类

蔬菜、水果类

谷类

膳食结构金字塔

成，塔的中部是蔬菜和水果，塔的上部是肉类、家禽、水产品、蛋类、豆类和奶制品，塔尖是高脂食物。

推荐标准为：油 25～30 克、盐 6 克；奶类及奶类制品 300 克；大豆类及坚果 30～50 克；畜禽肉类 50～75 克、鱼虾类 50～100 克、蛋类 25～50 克；蔬菜类 300～500 克、水果 200～400 克；谷类、薯类及杂豆 250～400 克；水 1200 毫升。

319. 哪些食物具有抗癌作用？

以下食物具有抗癌作用：①谷类及杂粮：玉米、燕麦、米、小麦、黄豆。②蔬菜类：大蒜、洋葱、韭菜、芦笋、青葱、西兰花、甘蓝菜、芥菜、萝卜、番茄、马铃薯、辣椒、甜菜、胡萝卜、芹菜、荷兰芹。③水果类：柳橙、橘子、苹果、猕猴桃。④坚果类：核桃、松子、开心果、芝麻。

320. 哪些食物中可能含有致癌因素？

大约有 50% 癌症患者的患病与饮食和营养因素有关，这些因素包括食品本身成分、污染物、添加剂以及食品烹饪加工不当所产生的致癌因素。目前了解的有：

（1）腌制食品：如腌肉、咸鱼、咸菜等，这些食物中含有较多的二甲基亚硝酸盐，在人体内可以转化为二甲基硝酸铵，这是一种致癌物质，可以引起食管癌、大肠癌等多种恶性肿瘤。

（2）烧烤食品：比如人们很喜欢的烤羊肉串、烤牛排等。这些食物中由于烧烤时沾染了大量的碳燃烧物，而且这些食物中很多烧焦的成分都含有较多的致癌物质。

（3）熏制食物：如熏肉、熏鱼等，这些食物的制作过程类似烧烤过程，熏制使用的烟雾会将大量致癌物质附着于食物上。

（4）油炸食品：油炸食物时可产生致癌物；油炸食物使用的油，如果多次高温使用也会产生致癌物质。

（5）霉变的食物：这些食物中含有黄曲霉菌产生的毒素，黄曲霉毒素是世界上最强的致癌物质。

（6）重复烧开的水：有些家庭把做馒头的蒸锅水又拿来煮粥，还有些家庭把头天没有喝完的暖水瓶中的水再次加热饮用。这些做法都不科学，因为反复烧开的水也会产生致癌物质。

321. 营养支持有什么作用？

营养支持是综合治疗不可缺少的重要组成部分。根据疾病的病理生理特点，给患者制订各种营养支持方式，以达到辅助治疗和辅助诊断的目的，以增强机体抵抗力，促进组织恢复，改善代谢功能，纠正营养缺乏。营养支持包括饮食营养、肠内营养和肠外营养。

322. 肠外营养输注方式有哪些？

肠外营养是经过静脉输注给予人体需要的营养物质。肠外营养输注方式包括经过外周静脉的肠外营养途径、经过中心静脉的肠外营养途径。经过中心静脉置管皮下埋置导管输液营养的输注可分为周围静脉置管与中心静脉置管两种途径。中心静脉置管又分为经外周穿刺置入中心静脉导管、直接经皮穿刺中心静脉置管、隧道式中心静脉置管三种方式。

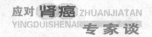

323. 什么是营养素？有何功能？

营养素是用来满足机体的正常生长发育、新陈代谢和日常活动的需要的物质。包括蛋白质、脂类、碳水化合物、维生素、矿物质、膳食纤维和水。

营养素的功能是为了满足人体需要的能量、构成人体组织和器官，维持正常生长发育、新陈代谢和各种生命活动。

324. 多吃蔬菜水果对预防癌症有益吗？

癌症预防的饮食指导主要是均衡膳食，其中包括每天吃400~600克蔬菜水果，因为蔬菜水果中含有大量具有抗氧化作用的维生素及植物化学物（包括类胡萝卜素、植物固醇、类黄酮等），能够提高机体免疫力，清除或对抗机体所接触的致癌物质及氧自由基，因此，对预防癌症非常有益处。

325. 摄入营养素的高低与肿瘤的发生有关吗？

摄入营养素高或低都与肿瘤的发生有关，所以人类需要均衡的膳食。那么营养素的高或低都与哪些肿瘤的发生有关呢？

（1）高能量饮食：可致肠癌、乳腺癌、肝癌、胆囊癌、胰腺癌、结肠癌、肾癌和子宫癌的发生率增高。

（2）高蛋白饮食可使淋巴瘤发生率增高；低蛋白饮食可使肝癌、食管癌发病率增高，而乳腺癌的发生率降低。

（3）高脂肪饮食可致乳腺癌、肠癌、前列腺癌发生率增高，低脂肪饮食使宫颈癌、子宫癌、食管癌和胃癌发生率增高。

（4）食用过少食物纤维可致结肠癌和直肠癌发生率增高，

食用过多食物纤维可致胃癌和食管癌发生率增高。

（5）大量饮酒可致肝癌、口腔癌、喉癌、食管癌、乳腺癌、甲状腺癌、皮肤癌等癌症的发生率增高。

（6）维生素 A 缺乏可致口腔黏膜肿瘤、皮肤乳头状瘤、颌下腺癌发生率增高。

（7）维生素 B_1 和维生素 B_2 缺乏可致肝癌发生率增高。

（8）维生素 B_{12} 缺乏可致胃癌和白血病发生率增高。

（9）维生素 C 高摄入可降低胃癌、口咽部肿瘤、食管癌、肺癌、胰腺癌和宫颈癌的发生率。

（10）维生素 E 缺乏会导致肺癌、乳腺癌和子宫颈癌发生率增高。

（11）碘缺乏可致甲状腺和甲状旁腺癌发生率增高。

（12）硒食入缺少可致乳腺癌、卵巢癌、结肠癌、直肠癌、前列腺癌、白血病、胃肠肿瘤和泌尿系统肿瘤发生率增高。

（13）高钙、高维生素 D 可使结直肠癌发生率降低。

（14）铁缺乏可致胃肠道肿瘤发生率增高。

（15）锌食入缺乏可使肺癌、食管癌、胃癌、肝癌、膀胱癌和白血病发生率增高。

326. 肿瘤患者需要忌口吗？

所谓忌口是指由于治疗的需要，要求患者不吃某些食物。忌口的说法与缺乏有效的治疗方法有关，肿瘤至今还缺乏完全有效治疗方法，因此在肿瘤治疗问题上，仍有多数患者重视忌口。应根据不同患者和病情而定，并非所有肿瘤患者都要忌口，而是应少食、清淡饮食，而不是伤食即不要过量饮食。

327. 放疗和化疗患者的营养原则是什么？

接受放疗或化疗的患者加强营养支持是十分必要的。因为放、化疗作用于肿瘤细胞发挥细胞毒性作用的同时也损伤正常组织和细胞，故会出现毒副反应，影响患者食欲和消化道功能，而出现营养不良。因此接受放、化疗的患者应加强营养，在调整营养素平衡同时，可给予补充抗氧化营养素，以减少毒副反应。也可补给硒和β-胡萝卜素。

328. 补品有抗肿瘤作用吗？

肿瘤患者及家属都希望通过食用补品增加抗肿瘤作用，以下一些补品与抗肿瘤作用有关：

（1）冬虫夏草的主要成分是蛋白质，含有丰富的游离氨基酸、多糖、微量元素、维生素 B_{12}、冬虫夏草素等。虫草具有良好的免疫调节功能，对骨髓造血功能及血小板的生成有促进作用，这对减轻放、化疗的毒副反应是有好处的。

（2）香菇中提取的香菇多糖可提高免疫功能，促进白细胞介素-2（白介素-2）和肿瘤坏死因子的生成，提高体内超氧化物歧化酶活性，这些作用对保肝降脂、延缓衰老有益。香菇中含有一种"β-葡萄糖苷酶"，这种物质可促进机体的抗癌作用，因此有人把香菇说成防癌食品。

（3）灵芝中含有丰富的有机锗，对预防肿瘤有作用，也是良好的免疫增强剂。放、化疗的肿瘤患者服用灵芝，可以增强骨髓细胞蛋白质及核酸的合成，保护骨髓功能，减少化疗药物及射线对骨髓的损害，从而提高细胞免疫功能及外周血中白细胞的数量。

（4）人参中含有人参皂苷、人参多糖及多种氨基酸、多肽等，可明显提高细胞免疫功能，调节机体免疫失衡状态。肿瘤患者服用人参有三大益处：一是人参皂苷、人参多糖、人参烯醇类及人参挥发油的抑瘤作用；二是人参三醇及人参二醇对 X 线照射引起的损伤及**骨髓抑制**有一定的缓解作用；三是人参对增强体质及中晚期肿瘤患者的扶正支持作用，对维护和提高其生活质量是有益的。

（5）枸杞子提取物可促进细胞免疫功能，增强淋巴细胞增殖及肿瘤坏死因子的生成，对白细胞介素-2也有双向调节作用。

（6）银耳具有提高机体免疫功能的效果，肿瘤患者外周血 T 淋巴细胞减少，活性降低，多吃银耳会提高免疫细胞的功能。

（7）海参提取物——刺参酸性黏多糖注射入小鼠腹腔，对小鼠接种的肉瘤、黑色素瘤、乳腺癌等瘤株有抑制作用。对放射性损伤的小鼠骨髓有保护作用，促进造血功能，表现为骨髓有核细胞增多，脾重量上升。

（8）鳖甲可以提高细胞免疫功能，抑制肿瘤。

（9）大枣含有丰富的环磷酸腺苷以及丰富维生素，可促进造血，提高机体免疫力。

329. 哪些蔬菜、水果具有抗癌防癌作用？

（1）大蒜素可抑制致癌物质亚硝胺在胃内的合成，大蒜含有丰富的硒和锗，是预防肿瘤的重要成分。

（2）西红柿中含有番茄红素是一种抗氧化剂，可抑制某些可致癌物的氧化自由基，防止癌的发生。西红柿还含有谷胱甘肽，具有推迟细胞衰老、降低恶性肿瘤发病率的作用。国外研究还发现西红柿提取物有降低前列腺癌患者特异性抗原 PSA 的作用，因此前列腺癌患者多吃西红柿是有益的。

（3）木瓜蛋白酶有多种功能，将其注射到肿瘤组织中有一定抑瘤作用。木瓜中所含的木瓜素可以调理脾胃，促进消化，对脾湿碍胃引起的消化不良及放、化疗引起的消化道症状有一定治疗作用。

（4）包心菜（圆白菜）含有较多的维生素 E，可以提高免疫功能，增强抗病能力。此外，其还含有多种分解亚硝胺的酶，可抑制致癌物亚硝胺的致突变作用。包心菜中含有微量元素钼，在清除致癌物的作用中钼元素是重要因素之一。包心菜属于十字花科植物，可以诱导芳烃羟化酶的活性，从而分解致癌物多环芳烃，可以降低胃癌、大肠癌的发生。此外，其还含有多种氨基酸以及胡萝卜素、维生素 C，对提高细胞免疫功能有作用，对肿瘤患者、年老体弱者及多数慢性病患者都很有好处，是欧美餐桌上"主菜"之一。

（5）山楂中提取的黄酮类化合物具有较强抗肿瘤作用，多酚类化合物有阻断致癌物黄曲霉毒素的致癌作用，从而防止实验性肝癌的形成。山楂有一定的补益作用，还可增强 T 淋巴细胞的免疫功能，延长**荷瘤小鼠**的生存时间。

（6）甘蓝中含有吲哚、萝卜硫素、异硫氰酸盐等。萝卜硫素抗癌效力最强，异硫氰酸盐是一种具有阻断和抑制两种作用的物质。而且它们还可诱导解毒酶，并可抑制细胞向癌变发展。吲哚及其衍生物可对癌形成有抑制作用。

（7）红薯含有丰富的 β-胡萝卜素，是一种有效的抗氧化剂，有助于清除体内的自由基，具有抗癌效应。另外，红薯是高纤维素蔬菜，对防治大肠癌有显著功效。红薯还是理想的减肥食品，它含热量非常低，只是一般米饭的 1/3，因含有丰富的纤维素和果胶可以阻止糖转化为脂肪的特殊功能。

（8）南瓜中含有一种可分解致癌物亚硝胺的发酵素，可以消除亚硝胺致癌作用，减少消化系统癌症发生。

（9）无花果中活性成分能抑制癌细胞的蛋白质合成，使癌细胞失去营养而死亡。它具有抗癌、防癌、增强人体免疫功能的作用。

（10）酸梅可增强白细胞的吞噬能力，提高机体免疫功能，有一定的抗肿瘤作用。

（11）苹果有很强的抗氧化能力，防止自由基对细胞的损伤，具有防癌作用。

（12）茄子是癌症的"克星"。它有防止癌细胞形成的作用。茄子中提取龙葵素可治疗胃癌、唇癌、子宫颈癌等。

（13）芦笋含有特别丰富的组织蛋白，可以防止癌细胞扩散和抑制癌细胞生长。

（14）芹菜含有丰富的抗氧化剂，且颜色越深抗癌效果越强。芹菜还有降血压作用。芹菜含有大量纤维素，可预防大肠癌。

（15）菠菜含有 β-胡萝卜素和叶绿素，它们多具有抗氧化作用，可预防癌症发生。

330. 肿瘤患者营养不良常见症状有哪些？如何解决？

肿瘤患者营养不良的最常见症状是厌食，还可有味觉迟钝、口干、吞咽困难、腹胀、大便干燥、腹泻、食管炎和肿瘤恶病质状态等。

厌食可通过心理调整和食物加工方法的改进来减轻症状。

味觉迟钝者可少食多餐，多食水果、蔬菜，增加食物色泽和香味。

吞咽困难者，如症状不严重可进软食，但不要进流食，以免造成食物吸入呼吸道。症状严重者，可采用管饲或肠外营养。

出现腹胀者，可少食多餐，餐后多活动，避免吃产气食物。

大便干燥是由于食入膳食纤维少、活动减少和使用麻醉药品有关。应多吃纤维类水果、蔬菜。

腹泻因化疗、腹部放疗或肠道手术所致。应调整饮食，吃含纤维素多的食物，少吃刺激性食物。

恶病质是肿瘤晚期表现，应改善患者营养方式，提高生命质量。

331. 癌症的发生与饮食有关吗？其饮食原则是什么？

大量研究证明，饮食与癌症密切相关。健康的饮食在一定程度上可以预防疾病的发生，包括癌症。那么对于癌症预防和患癌后如何营养，建议丰富饮食，而不是迷信某一种或几种食物，那反而会出现营养素的缺乏。

饮食原则为：五谷杂粮，肉蛋奶菜，花样丰富，均衡膳食。具体参照中国营养学会推荐的膳食指南：①食物多样，谷类为主，粗细搭配；②多吃蔬菜、水果和薯类；③每天吃奶类、大豆或其制品；④常吃适量的鱼、禽、蛋和瘦肉；⑤减少烹调油，吃清淡少盐膳食。

332. 富含维生素的食物有哪些？

对于癌症预防或保健，推荐多吃新鲜蔬菜和水果。蔬菜、水果中不但含有丰富的抗氧化剂，如类胡萝卜素、维生素C、维生素E等，还含有植物化学物质，包括萜类化合物、有机硫化合物、类黄酮、植物多糖等。这些植物化学物质具有抗氧化、调节免疫力、抑制肿瘤等作用。有充分证据表明蔬菜和水果能降低口腔、咽、食管、肺、胃、结直肠等癌症的发病风险。

常见富含维生素、微量元素、宏量元素的食物

维生素	食物来源
维生素 C	鲜枣、柑橘类、刺梨、木瓜、草莓、芒果、西兰花
维生素 A	动物肝、甘薯、胡萝卜、菠菜、芒果
维生素 B_1	猪里脊肉、绿茶、糙米、花斑豆、烤土豆
维生素 B_2	玉米、紫米、黑米、大麦、菠菜、鸡肉、鲑鱼
维生素 B_3	鸡肉、金枪鱼、牛肉、花生、
维生素 B_{12}	牡蛎、螃蟹、牛肉、鲑鱼、鸡蛋
叶酸	菠菜、橘子、莴苣、生菜
维生素 D	蛋黄、动物肝、鱼类、强化牛乳
维生素 E	坚果类、植物油类、鹅蛋黄、木瓜
铁	猪肝、鸡肝、牡蛎、牛肉、什锦豆类
硒	坚果、猪肾、金枪鱼、牛肉、鳕鱼、
锌	牡蛎、小麦胚粉、山核桃
钙	酸奶、奶酪、牛奶、沙丁鱼、豆干、黑芝麻
钾	香蕉、黑加仑、龙眼、小麦胚粉、豆类、干银耳、紫菜

（十一）正在探讨的其他治疗方法

333. 我们为什么需要新药？

"有病吃药"这是我们常说的一句话，而且"对症下药"病才有可能治好。但是在癌症治疗的过程中，即使是"对症下药"了，病还不一定能治好。因为癌细胞太顽皮、太狡猾了，它们适应环境的能力非常强，像老鼠似的。它们是从患者身体中叛变出来的敌人，会根据曾经杀伤它的各种手段来改变自己，使自己不

被再次攻击，这也就是医生常说的"耐药"。

随着人类对癌症认识的不断深入，目前已经找到了许多办法来对抗肿瘤。抗癌药有的是依据细胞周期杀死它，有的从代谢途径抑制它，有的会阻断肿瘤细胞的信号传导，或阻断癌细胞的营养供给，或者联合使用各种抗癌药来杀灭肿瘤细胞。遗憾的是癌细胞还会产生耐药。近年来，科学家们不断发现在癌细胞生长、扩散过程中出现新的目标点，即靶点。专家们针对这些靶点研制靶向药物，希望这些药物能够准确杀伤癌细胞，随着我们对癌症认识的增长，会有更多新药被研发出来用于治疗肿瘤！

新药就是以前没有用过的药，癌细胞还不认识它们。研究者要不断研制新药来杀死癌细胞，直到把它们从患者的身体中彻底消灭，患者才能得以健康生存。

334. 什么是抗肿瘤新药临床试验研究？

对于任何一种药物，我们都要首先了解它的安全性和有效性，这样在临床使用时才有把握。怎么才能了解药物是否安全和有效呢？就必须要通过这个药物的临床试验研究。药物的临床研究项目越多，研究结果越丰富，对我们了解这些药物就越有利。这也就是说，每种药物都是经过"考试"合格后才能够进入临床使用的，因此临床试验研究是每个在市场出售的药品必须经过的一关。

抗肿瘤药物都必须要经肿瘤患者的试用。一个全新的抗肿瘤药需要进行 20 项左右的临床前研究，在进入人体临床试验之前，先要在动物体内进行各种药物代谢、毒理方面的研究，然后才能在人体上经过Ⅰ~Ⅲ期的临床试验。如果临床研究结果证明该药是安全、有效的，它才能进入市场，为其他患者使用。

335. 抗肿瘤新药是怎么研发出来的？

新药的研发一个十分复杂的过程，但简单来说可以分成临床前研究和临床研究。临床前研究包括从药物筛选开始到进行各种动物实验，一般要进行药理实验、急性毒性实验、长期毒性实验、**药代动力学**实验、致畸实验、致癌实验、过敏实验等，能够在动物体内得到的试验数据都会在实施人体试验前完成。这些动物实验不仅在小动物如小鼠、大鼠身上做，还要在大动物身上做，比如犬、猴等。动物实验资料要送到国家食品药品监督管理部门，经过严格的审批后才可能得到进入临床研究的批文。从药物筛选到进入临床研究只有百分之几的成功率，仿制药或改良的药物成功率会高一些，但会受到知识产权方面的限制。

在我国进入临床试验的新药都必须有国家药监部门正式批件，文件号可以通过正常途径查到，临床实验在与患者签署的知情同意书中一般都要注明这个批文号，以证明这项试验的合法性。一个新药需要进行三个期别（Ⅰ、Ⅱ、Ⅲ期）的多项临床研究，这期间一般需要 500 名以上的患者参与临床试用。

336. 一个新药的研发需要多长时间？为什么？

由于新药的每项临床研究都需要按照试验方案进行，对需要观察和研究的病种或瘤种有严格的入选标准和排除标准，每位患者必须自愿参加试验，这样在试验进行期间就需要很长的时间才能收集到足够的病例数。Ⅰ期和Ⅱ期临床试验分别需要大约 2 年，Ⅲ期临床试验也需要 2~3 年，加上每个期别之间还要得到国家药监部门的审批，在顺利的情况下一般需要 7~10 年才能完成。如果在新药探索期间不顺利，就需要更长的时间。新药在实验的任何一个阶段都有被淘汰的可能性，所以一个新药的诞生就像一个新生儿的孕育和出生一样，需要经过精心的设计和实施，中间如果有任何问题都可能使它不能面市，惨遭淘汰的命运。

337. 如何能够参加新药临床研究？

大家都知道手机、电脑等产品最先进的型号都在实验室里。抗癌新药也是如此，最新的药物都在临床试验中。因此，参加临床研究可以是肿瘤患者、尤其是晚期肿瘤患者的一种有利的选择，特别是对多种治疗手段失败后的癌症患者，参加临床研究可能是更有希望的选择。

参与临床研究最重要的是信息，这些信息可以通过在医院就诊时询问医生、留意贴在走廊上的招募广告、向专门开展新药临床研究的部门了解，也可以通过网络找到这些试验。抗癌新药的临床试验都是和治疗相结合的，实验工作者与自愿参加实验者都要根据实验方案的要求进行双向选择，才能确定。

338. 什么是Ⅰ期临床试验？

Ⅰ期临床试验是检验新药对正常健康人及患者是否有毒性或其他害处的临床试验。包括初步的临床药理学研究、人体安全性评价试验及**药代动力学**试验，为制订给药方案提供依据。人体安全性评价通过耐受性试验来完成，主要目的是初步了解试验药物对人体的安全性情况，观察人体对试验药物的耐受及不良反应。**药代动力学**试验是要了解人体对试验药物的吸收、分布、代谢、消除等情况。

339. 什么是Ⅱ期临床试验？

Ⅱ期临床试验是检验新药是否有疗效的临床试验。其目的是初步评价试验药物对目标**适应证**患者的治疗作用和安全性，也包括为Ⅲ期临床试验研究设计和给药剂量方案的确定提供依据。Ⅱ期临床试验多数须做两组人群对照的试验，即参加试验的人群分为试验药组与对照药组或安慰剂组，两组对照来确定试验药的疗效，但有的Ⅱ期试验也会只设一个试验组，单独看这个药物的疗效，然后把这个疗效与已有的资料进行对比，这样的试验设计所需例数比较少。

340. 什么是Ⅲ期临床试验？

Ⅲ期临床试验是检验新药的最适剂量、用法、安全性及治疗作用的确证阶段。其目的是进一步验证药物对目标**适应证**患者的治疗作用和安全性，评价患者受益与风险之关系，最终为药物注册申请的审查提供充分的依据。

341. 什么是Ⅳ期临床试验？

Ⅳ期临床试验为新药上市后由申请人进行的应用研究阶段。其目的是考察在广泛使用条件下药物的疗效和不良反应、评价在普通或者特殊人群中使用的受益与风险关系等。是在药品说明书指导下用药的临床研究，用以补充Ⅱ期、Ⅲ期临床研究中未观察到的不良反应，尤其是在老年人、肝肾功能较差患者、心血管疾病患者等特殊人群用药后可能产生的不良反应，而这些人群在前面的临床研究中都是被排除的。

342. 什么是临床研究中的知情同意？

　　为了保护受试患者参加临床研究中的权益，使他们了解研究药物的性质及试验的过程，我国和国际上都建立了相应的《新药临床研究质量管理规范》，简称 GCP 规范。要求所有临床研究都必须通过伦理委员会审批，审批的内容包括临床研究方案、知情同意书等。知情同意书是为参加临床研究的受试者（健康志愿者及患者）提供的一份书面文件。参加临床研究之前，研究者（临床医生）会就这份告知书的内容向受试者讲解，其中包括临床研究的内容、背景、新药的作用机制、已经获得的临床研究结果、将要开展的临床研究内容、受试者可能面临的风险、可能得到的受益等，最重要的是受试者必须是自愿参加的，而且随时可以退出，受试者的隐私是得到保护的。受试者可以在医生与他进行知情同意谈话时充分的提问并应得到答案，患者在自愿的情况下签署知情同意书，同时可以保留这份同意书。签署知情同意书后就意味着参与了临床研究。作为受试患者，如果愿意参与临床研究，就应当积极配合医生（研究者），包括及时向医生通报自己的感受、不适，及时到医院就诊，进行各种检查，在家中服药时要认真记录服药情况，填写患者日志，有时还要定时测量血压等。这些内容都是临床研究中需要观察的安全性资料，这些对于评价一个药物的安全性和有效性极为重要。患者在参与临床研究时，也是临床研究的重要成员，他是整个研究组的观察对象，会得到所有研究者的关心和照顾，因此，配合临床研究工作也是受试者的义务，受试者有责任把自己的真实情况告诉医生，以便医生评价，并对他的治疗做出正确的决定。

　　如果患者的疾病进展了，或者医生认为他已不适合留在研究中，医生会让他终止研究，并且为他提供其他治疗方案，这时受试患者要服从研究医生的决定。还需要注意：在知情同意书中通常有两个联系方式，一个是研究医生的电话，一个是伦理委员会的电话，受试患者有关于研究或医疗方面的问题，可以打电话给研究者；如果有关于受试者权益方面的问题，可以与伦理委员会联系，将会得到相应的解答。

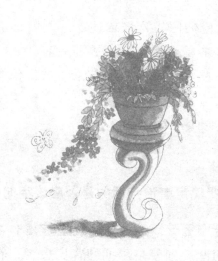

343. 复诊时，患者如何向医生反馈自己的病情变化？

复诊的患者应向医生详细描述前一次就诊后的病情变化，尤其是治疗后的病情是否有好转？服药后有什么不良反应？某些患者经过治疗后有些实验室检查的结果以及影像学检查结果也会有所改善，复诊时应带上这些检查结果及影像学资料，这将有助于医生制订下一步的诊疗计划。

344. 肾癌患者治疗后的是否应该定期到医院进行检查？

肾癌患者治疗之后，定期到医院检查是非常重要的，以便于医生及时发现问题。即使是早期的肾癌患者，在得到充分的治疗后，仍有可能出现肿瘤转移或复发，如果能早期发现，及时治疗，仍有治愈的可能。

345. 肾癌治疗后多长时间复查一次合适？

一般是早期肾癌患者手术后每 3~6 个月随访一次连续 3 年，以后每年随访 1 次。中期和晚期肾细胞患者应每 3 个月随访 1 次，连续 2 年；第 3 年每 6 个月随访 1 次，以后每年随访 1 次。

346. 肾癌患者复查时都需要进行哪些内容？

肾癌患者复查内容包括：①病史询问。②体格检查。③血常规和**血生化检查**：肝、肾功能以及术前检查异常的血生化指标，如术前血碱性磷酸酶异常，通常需要进一步复查，因为复发或持续的碱性磷酸酶异常通常提示有远处转移或有肿瘤残留。如果有碱性磷酸酶异常升高和（或）有骨转移症状如骨痛，需要进行骨扫描检查。碱性磷酸酶升高也可能是肝转移或副瘤综合征的表现。④胸部 X 线片（正位片、侧位片）：胸部 X 线检查发现异常的患者，建议行胸部 CT 扫描检查。⑤腹部超声波检查：腹部超声波检查发现异常的患者、保留肾单位手术以及 $T_3 \sim T_4$ 期肾癌手术后患者需行腹部 CT 扫描检查，可每 6 个月做 1 次，连续 2 年，以后视具体情况而定。

347. 什么叫预后？

"**预后**"是医生对患者患病以后远期身体状况的推测和估计，这种推测并不是医生的主观行为，而是根据医学研究后所得出的综合判断。有些疾病虽然病情凶险，但是治疗后基本能够治愈，没有潜在的威胁性，因此被称为**预后**好。有些疾病虽然治疗效果很好，但是复发率高，而且复发后可能病情更加难以控制，因此被称为**预后**差。恶性肿瘤患者的**预后**通常用生存率来表示。需要注意的是，**预后**只是作为一种参考，但也并不是百分百准确。因为人的心情和精神状况等也会对肿瘤有着不同的影响，积极的生活态度会有助于更好的战胜肿瘤。

348. 5年生存率是什么意思，是不是只能活5年？

生存率亦称存活率，是指接受某种治疗的患者中，经若干年持续对患者的访问（通常称**随访**。可采用1、3、5、10年，甚至15年）后存活病例所占比例，比例越高说明治疗结果越好。医学上为了统计癌症患者的存活率，比较各种治疗方法的优缺点，通常采用5年生存率作为统计指标，对患者个体来讲并不是只能活5年的意思。对于肿瘤患者，生存超过5年以后再次出现复发或转移的机率就已经很低了，因此，5年生存率常常也代表着治愈率。

359. 影响肾癌患者治疗效果的因素有哪些？

影响肾癌患者治疗效果的因素医学上被称为**预后**影响因素，主要包括病理分期、组织学类型、组织学分级、肉瘤样结构比例、肿瘤组织中是否有坏死组织、体能状态评分、临床表现及生化指标的异常和变化等，其中病理分期是肾癌患者最重要的**预后**影响因素。

350. 各期肾癌患者手术后的治疗效果如何？

对肿瘤的分期国际上通用的是TNM分期，通常以手术后的病理分期为准。手术后可以通过病理检查对原发肿瘤、区域淋巴结及有无远处转移（通常是通过术前的影像学检查做出判断）来进行评估。Ⅰ期、Ⅱ期、Ⅲ期、Ⅳ期肾癌患者治疗后5年生存率分别为96%、82%、64%、23%。

五、心理调节篇

351. 怎样正确面对得了恶性肿瘤的事实？

在我国，肿瘤发病率越来越高，已逐渐超越了心脑血管疾病的发病率，所以，得了肿瘤并不奇怪。与此同时，随着科学技术的不断发展和人们对肿瘤知识的不断普及，肿瘤的控制率得到了很大的提高。虽然肿瘤对人的身体危害极大，但只要及时进行科学合理的治疗，很多患者都可以达到长期生存或治愈的目的。美国国家癌症研究所的统计显示，目前恶性肿瘤的总体 5 年控制率已达 60%，尽管有些肿瘤的控制率仍很低，但相当多的肿瘤治疗效果都有了很大提高，这是医学发展对人类的巨大贡献。一旦确诊恶性肿瘤后，患者和家属一定要镇静，千万不要惊慌失措，全家人安静地坐下来商讨一下，共同寻找正确的解决方案。如选择就医的医院、家属如何协助、手头事情的安排、治疗时间的保障、付费方式的选择等。紧张、焦虑、绝望、胡思乱想、盲目乱投医只会耽误治疗，加重患者的病情。罹患恶性肿瘤后，首次就医最好选择市级肿瘤专科医院或三级甲等综合医院的肿瘤科，在短时间内获得科学、合理的治疗方案及预期疗效。

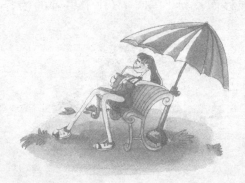

352. 是否应该告诉癌症患者病情？知道病情后患者情绪通常会有哪些变化？

大多数患者得知病情后一般会经历否认期—绝望期—接受期等情绪变化的过程。当得知病情后首先进入否认期，表现为震惊、麻木、否认，对危机表现为一定的情感距离，而不是深陷痛苦之中，数天之后进入绝望期，表现为明显的痛苦、焦虑、抑郁甚至愤怒。但随着时间的推移患者会逐渐进入接受期，表现出对疾病的适应性，特别是随着治疗的开始，在其他人的帮助下，很快能与医护人员很好配合治疗，焦虑、抑郁程度明显减轻。不知道自己病情的患者在忍受疾病的打击和接受治疗感到痛苦时，如果得不到周围环境正确的引导和帮助，随着病情的进展，很难走出绝望期，会表现出明显的消极应对行为，焦虑、抑郁程度不断加重，对未来充满迷惑与绝望，甚至可能采取一些悲观绝望的应对方式。

所以，尽管患者知情后会有一些负面心理活动，但在正确引导下会很快度过这段心理活动期，转而积极应对疾病。通过告诉患者癌症是可以治疗的，帮助其正确认识疾病，了解当前的医疗水平和发展趋势，积极开导患者，提供患者之间交流机会，这些都会消除患者的不确定感，从而促进适应性反应，可使其焦虑、抑郁的程度明显减轻。而对患者隐瞒病情的消极应对方式会使疾病随着时间的推移而逐渐加重，不利于患者的治疗。

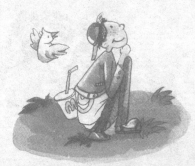

353. 得了恶性肿瘤该去哪儿治疗?

如果确诊为恶性肿瘤,应该尽早前往治疗肿瘤经验丰富的医院就诊,听取专家的建议,而不是道听途说,轻信小广告和偏方。

不同类型、病情处于不同程度的肿瘤,都有不同的规范化的治疗方案。如果早期治疗,可以达到很好的疗效,甚至可以治愈。对于晚期的患者,也同样应该接受规范化的正规治疗,不仅可以延长生命,而且可以达到提高生活质量的目的。盲目的听取广告或是小道消息是不可取的,有可能延误病情,并对之后的治疗带来困难。比如,有些治疗肿瘤的偏方里含有少量的化疗药物,服用后对肿瘤细胞作用较弱,但可以诱导细胞出现抗药性,对之后的化疗产生不利的影响;而且可能出现化疗的并发症,如**骨髓抑制**、白细胞减少等,可能延误手术、放疗和化疗的按时进行。

354. 如何保持积极、乐观的心态?

即使内心很坚强的人,在面对突如其来的疾病时都不可避免的会出现心理的波动,无论是在确诊疾病时的怀疑与恐惧,还是在治疗和康复过程中的困惑与无助,这些都是正常的心理过程。但不良情绪的郁结不散,会严重影响身体的康复。因此,我们需要有意识地进行自我心理调节,改善内心的痛苦。适当地进行自我宣泄,患者可以向家人、朋友、医护人员诉说,大家都会理解,共同帮助分担。而不应该将不良情绪埋在心底,个人忍受。患者要坚定战胜疾病的信念,并且不断暗示自己与其他人一样是个"健康人",进行自我鼓励;通过深呼吸、冥想、听舒缓音乐等方式来放松心情,感受宁静与平和;在身体允许的情况下,选择自己喜欢的文体娱乐方式，如太极、瑜伽、跳舞、读书、旅游等，适度的锻炼是缓解心情的好方法，往往会收到意想不到的效果。以"过好每一天"的态度来应对疾病，努力让自己活在当下，既不后悔昨日，也不预测明天，坚强、愉悦的过好每一天。积极、乐观、向上的心态，将是战胜病魔最有力的武器！肿瘤恶性程度很高而最后治愈的例子不计其数。

355. 患者如何能尽快回归家庭、回归社会？

在经过一段时间的治疗后，疾病或是治愈、或是进入到一个稳定的状态，患者就会面临下一个问题，即如何将"患者"这个角色顺利转变回"爱人"、"父/母"、"子/女"、"同事"等角色。患者可能会闷在家里怕见人，也怕跟他人聊有关疾病的话题，别人太关心会觉得是可怜，不关心又会认为别人冷漠。而这种固守自封的状态会让患者越发孤独，甚至还会增加恐惧感，这对康复是大大不利的。患者应该试着去敞开心扉，首先从与亲人、朋友倾谈开始，对亲朋好友说出心中的希望与恐惧，这种沟通能够获得他人的理解与支持，回归到家庭爱的怀抱中。接下来，患者应该主动走进社会，可以参加一些团体活动，如病友俱乐部、兴趣爱好俱乐部等，抗癌明星的榜样作用、与病友间的沟通与交流、丰富的文体活动等，这些社会支持都会减少患者的孤独与恐惧感。再加上善于进行自我心理调节，患者就可以逐步回归到正常的生活中去，并且拥有积极、向上、乐观的生活态度。

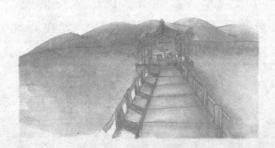

356. 如何能以平常心面对复查?

有的患者出院后不愿到医院接受复查,大有"我与癌症一刀两断"的感觉,而这其实是一种逃避心理,害怕疾病的复发与转移,不愿、不想、也不敢去面对,只是一味地躲避。但是不到医院复查,一旦身体出现问题就会错过最佳的治疗时期,失去挽救生命的机会,那将追悔莫及。因此应勇于面对疾病,认识到复查也是今后身体康复必须经过的一个阶段,既然治疗已经有了好的效果,就要善始善终,将复查进行到底。

而复查前后的心理波动,又是很多患者面临的另一大难题。有的患者每当要去医院复查前都会万分紧张与焦虑,害怕真的复发了,那种恐惧与不安再次萦绕心头,挥之不去,直至复查结果显示一切正常。那么,除了进行自我心理调节外,患者还可以尝试来放松自己,什么都不想,只是尽自己最大的努力做好当前的事,这样可以在复查前后获得一些内心的平静。如果这些方法都不能缓解患者的紧张、焦虑、甚至是失眠等症状时,应当到正规的心理门诊就诊。

357. 肿瘤复发了怎么办?

恶性肿瘤(癌症)是一种慢性疾病,复发的原因有很多,除了肿瘤本身的原因,患者可以控制和调整的是自己的心态和情绪。逃避、恐惧只能是暂时的,对病情没任何帮助。在发现肿瘤复发、转移时,悲观、失望等负面的情绪反而会对疾病的预后十分不利,吃不好、睡不着,精神状态不好,身体状况差,抵抗力下降,都会导致恶性循环。复发、转移不等于死亡,采取积极的态度,把有限的精力集中在积极解决现有的问题上,继续与肿瘤作斗争,往往会得到意想不到的效果。

（1）建立良好的医患关系，相互信任、相互尊重可以增强医患共同抗癌的信心。信任医生可以为患者制订最佳的治疗方案，随着新药、新的治疗方法的出现，仍然有部分复发转移的患者是可以治愈的，积极配合医生的治疗，战胜癌症更需要坚持不懈的毅力。

（2）家人、朋友对患者生活、情感上的帮助、支持很重要。生活上，可以帮患者护理、做家务等，提供无微不至的照顾。在门诊看病时，家属可以帮助排队挂号、预约检查；住院期间，负责患者的衣食住行，办理住院、出院手续，与医务人员沟通，协助患者做一些决定。比如对一些检查、治疗方案难以做选择时，家属、朋友是最好的参谋。情感上，家属、朋友可以帮患者分忧解愁，为患者打气，给其鼓励，树立信心，与患者共渡难关。患者内心的担忧、疑虑可以向家人、朋友诉说。

（3）如果患者心情持续不好，心理压力大，要及时向心理医生寻求帮助。很多人都认为看心理医生就是得了精神病，顾虑重重，其实，心理医生可以为患者打开心结，消除或减轻负面情绪，释放心理压力，有助于提高治疗效果。

（4）转移注意力，做力所能及的事。知道复发或是转移后，患者之前建立的信心可能会被摧垮。这个时候要尽快调整心态，重新建立目标，重新燃起斗志。切忌独自在家冥思苦想的琢磨，有些患者选择出去旅游、在家里做家务、把自己的抗癌心路记录下来等。

（6）养成良好的生活习惯：适当锻炼、合理饮食、作息规律。保持良好的身心状态，为新的治疗做准备。

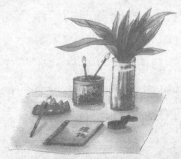

358. 如何应对失眠？

由于患肿瘤后心理负担的加重、经济压力的增加、疾病症状的困扰、睡眠习惯的改变、治疗的副作用，或者住院后环境改变等因素，常导致患者失眠。失眠发生后，又常常导致体力、精力消耗，心理痛苦加剧，降低生活质量，影响患者对放化疗的配合。目前对于失眠治疗存在着一些误解，患者、家属往往过度关注药物的副作用，夸大了睡眠药物的依赖性，从而对失眠关注不足。针对不同失眠情况，应采取不同的措施。

（1）做好睡觉前的工作：睡觉前的准备应因人而异，对于疼痛的患者给予镇痛剂，恶心、呕吐患者给予止吐药，对睡前有特殊嗜好的，如服牛奶，喝饮料，应给予满足，有条件者可以做身体按摩。

（2）住院患者很常见的失眠情况是睡倒了，就是白天输液时睡觉，晚上睡不着，这种情况下首先要建立健康的睡眠习惯。

（3）**一过性失眠**（不是一贯失眠）的患者，一旦失眠的原因被消除，症状即可缓减或消失，这种情况下不需要用药物治疗；或者在医生的指导下服用小剂量快速排泄的安眠药一两天就

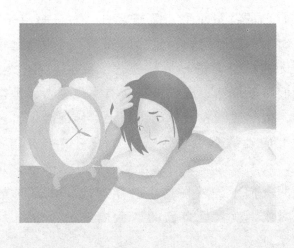

可以了。

（4）短期失眠的患者可通过心理治疗，解除紧张因素，改进适应能力。避免白天小睡，不饮用含咖啡因的饮料，睡前散步或饮用适量的温牛奶等对改善睡眠都有帮助。也可以在医生的指导下短期服用安眠药。

（5）慢性失眠的患者应咨询相关的专家，需要经过专门的神经、精神和心理等方面的评估、调整。

359. 患者怎么克服对死亡的恐惧心理？

其实，癌症不过是一种慢性病，只是程度较为重些罢了。带癌生存数年、数十年的人不在少数，恢复痊愈的也有。癌症的治愈，除了医生和药物外，更主要的是要靠自身的抵抗力、免疫力和自愈力。如果一听是癌症就忧心忡忡，恐惧死亡，反而会影响自身的免疫力，甚至加重病情。如果安然处之，放下心来，保持精神生命和自然生命良性互动，病情反而会减轻，恢复和治愈的可能会更大。

退一万步说，人生自古谁无死？一位哲学家说得好：每个人都是"不按自己的意愿而生，又违背自己的意愿而死"。生命有始有终，有出生，就有死亡，生命的周期不可逾越，每个人都要走完自己的人生。生命的最后一程怎么走完，往往也是身不由己。不如我们顺其自然，放松下来。有一位患者，她得知自己患了癌症之后，依然活跃在大学的讲坛上。她战胜了自己，坦然面对，在课堂上向她的学生告别，发表了一篇"变暗淡为辉煌"的留世之作，人人敬仰。还有一位患者，几次病危，几次住进重病监护室。朋友们干脆就在这个时候把挽联和悼词先念给他听了。活着的时候，就看见自己的"盖棺定论"也是人生一件幸事。而且，生命达到了一种超然自逸的境界，这是生命的一种智慧。是的，生命的最后一程，既然人人不可避免，又为什么要恐惧呢？何不走得平和点儿？何不走得潇洒些？何不走得有尊严呢？

360. 得了病以后，我总是很烦躁，为什么呢？

从心理学上讲，人感觉到烦躁的原因在于压力的存在，患病后，你不仅面临生命受到威胁的压力，同时还有治疗的压力、经济方面的压力，简单一句话，生活方方面面都发生了令人难以适应的变化。

然而，最主要的压力来自于对疾病治疗结果的忧虑和对治疗过程的恐惧。如何应对是更大的难题。即使有些很成功的人士在面对严重疾病的时候也通常会不知所措。你产生如此烦躁的情绪反应非常正常。

361. 我很烦，应该怎么办？

既然烦躁的原因来自于心理压力。怎样解决烦躁的问题呢？

第一步问问自己，我最担心什么？最怕什么？十有八九你的答案与疾病相关。

第二步再问自己，我担心、烦躁对我的病情有好处吗？能解决问题吗？

答案是否定的。烦躁的情绪会引起睡眠障碍和食欲下降，吃不好、睡不好哪有体力与疾病做斗争呢？

第三步问自己，如果我不烦躁了，我想一些办法与疾病做斗争，那样会不会更好呢？答案是肯定的。

每次烦躁的时候你都可以通过问自己这三个问题来解决。心情调整好之后，人体的免疫力就会得到提高，肿瘤就会受到抑制，反之则反。

362. 我自己怎样做才有利于与癌症作斗争?

如果你不烦躁了，静下心来，有很多事情需要你做。

先反省一下自己。孔子说："吾日三省吾身"，咱平时没有时间反省自己，现在得病了，也暂时不用工作了，总该反省一下吧。反省什么呢？我平时是不是不够注意身体健康？是不是压力太大、情绪不佳、是不是没有按时休息？是不是饮食上不注意？了解、总结一些你的可能的患病的原因，可以在今后的治疗中避免这些因素，咱把自己体内的环境给改改，让癌细胞不适应了，再加上药物的进攻，病不就容易好了吗？通过反省自己，可能就不会想我得病都是因为某某某不好，惹我生气，让我受累，让我着急。把病因归于自己，更有利于调整自己的情绪。

详细记录好自己的诊治过程。找一个本子，质量好点的，记录自己的诊治过程，哪天查了哪些检查、什么结果不正常、做过什么治疗、医生让我注意什么、下次什么时候检查、见医生时我有哪些问题需要解决等。

安排好自己的起居生活。在治疗的初期，检查、治疗频繁，需要有人陪同、照顾。同时自己要想着自己一日三餐定量、定时，中午睡个午觉，晚上9~10点上床睡觉，睡不着就吃点安眠药。体力许可的情况下，出去走一走，上公园锻炼锻炼或者散散心。找一些喜剧或有趣的电视节目、光盘等看看，分散一下注意力，高兴一下。

注意甄别真假信息。时刻保持大脑冷静，不要轻信他人的意见。有些人有意地骗人，有些人完全是无意甚至是出于好意，但是你要慎重考虑正规大医院医生以外的人的建议。目前肿瘤的治疗绝大多数靠手术、放疗、化疗，部分肿瘤有靶向治疗。革命性的突破目前还没有，抗癌明星们的经验就是正规治疗、综合治疗、长期注意保健、防癌复发。

363. 我有压力，如何发泄呢？

在得知自己身患重病后，你有压力是很正常的。发泄出来，对于你迅速调节情绪很有好处。发泄的方式有：①找人倾诉，家属、朋友都可以。你可以告诉他们你的看法，有时候说出来，心里就舒服多了。这可能是最容易做到的选择；②找专业的心理医生，这可能是最理智的选择；③大哭一场，偶尔哭一次可以，经常哭反而会伤身体，不利于与疾病做斗争；④向别人发一次脾气。但这种做法有一定的伤害性和危险性，可能伤到发泄对象引起你的内疚感，也可能激怒了对方引起争吵伤害到你。这种方法尽量不用。

364. 我害怕手术，采用中药治疗行吗？

手术有风险，还可能有各种并发症，但是手术是目前为止大多数实体瘤治疗的最好方法。如果你有手术的机会，那说明你的肿瘤还不是晚期，有治愈的希望。

尽管有用中医中药治愈肿瘤的个案宣传报道，但不具有普遍性。目前，尚没有可靠的证据证明单纯应用中医中药就可以治愈肿瘤。但在实施各种抗肿瘤方案时可以辅助中医中药治疗。

365. 我害怕化疗，不化疗行吗？

有些癌症患者手术以后医生建议要进行术后辅助化疗。目的是杀灭体内残存的癌细胞。因为癌症是一种全身性疾病，在手术前，癌症已经存在了几个月、几年甚至十几年，在不知不觉中，有的癌细胞可能已经转移到了身体的其他部位，而化疗可以杀灭这部分潜伏的坏分子。所以，虽然化疗会有一些不良反应，但为了能杀灭潜伏的癌细胞，预防肿瘤的复发或转移，还是应该接受医生的建议进行化疗。

366. 家人患癌，我会得癌吗？

患者家属在照顾患者的同时，往往也会想自己是否也会得癌呢？通过亲属的患病，常常提醒了家属和亲朋好友对健康和患癌风险的关注。

从时间上讲，癌症的发生是一个长期的过程；从原因上讲，癌症的发生是遗传因素与环境因素长期相互作用的结果，也就是先天因素和后天因素共同作用的结果。对于一般常见的癌症，如果直系亲属患癌，其后辈因为与患者有一定的共同的遗传背景，患癌的机率略有增加。但在癌症发病的过程中，后天因素起着更大的作用。因此，在亲属患癌后，家属一方面应该进行全面的防癌体检，另一方面要了解癌症预防的知识。

癌症预防通用的原则：戒烟限酒、均衡饮食、保持合适的体重、心情愉快。

六、预防篇

367. 癌症可以预防吗？

很多人认为癌症纯粹是由于基因、运气不好或者命运所致。但是，科学研究告诉我们癌症其实是基因、环境和生活方式综合作用于人体的结果，其中很大一部分癌症可以通过预防进行控制。估计约 1/3 的癌症可以通过改变我们的生活方式进行预防。虽然医学的进步有助于更好地治疗癌症患者，但是多数患者目前还不能完全治愈，只能改善生存质量和控制病情，因此，控制癌症最有效的方式是预防癌症的发生。

368. 哪些生活方式有助于预防癌症？

癌症可以通过改变生活方式进行有效预防，即俗话说的"管

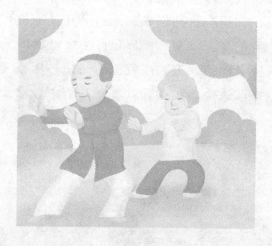

住自己的嘴和迈开自己的腿"，具体说来包括戒烟限酒、平衡膳食、适当锻炼、维持正常体重、预防感染、避免和减少**职业危险暴露**。

369. 为什么癌症患者多为老年人？

约 60% 癌症会在 65 岁以上的人群中出现，约有 70% 的癌症患者死亡会发生在老年人群。目前认为存在以下几方面的原因导致癌症容易在老年人中发生：①在机体内癌变过程需要若干年才能完成；②部分细胞、组织在老化时才会对部分致癌物质更加敏感；③机体免疫系统清除恶化细胞组织的能力随着年龄的增加而减弱；④癌症的发生总伴随着 DNA 遗传物质的出错，老化细胞修复出错 DNA 遗传物质的能力随着年龄的增加而减弱。

370. 为什么常出现家庭多名成员患上癌症？

多个家庭成员患上癌症可能有几方面的原因：①可能仅仅是一个巧合；②可能是因为家庭成员生活在相似的环境或者有相似的生活习惯，比如均喜欢抽烟和酗酒；③可能家庭成员遗传因素所致。需要注意的是，仅有 5% 以下的癌症患者因父方或母方缺陷基因遗传所致，而绝大多数癌症患者与遗传因素无关。缺陷基因仅会增加癌症的风险，其存在并不意味着一定会出现癌症。

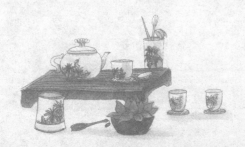

371. 如果多名家庭成员出现癌症，应该需要注意什么？

当多名家庭成员出现癌症时，应注意他们出现癌症的年龄以及癌症类型。在自己出现疾病症状和不适时应该及时就诊，在就诊时告知医生这些信息很重要，这有助于医生判断是否需要进行特殊检查，确定是否与发生癌症有关。同时，应该定期进行体检，确定身体是否存在异常。

372. 吸烟与癌症有什么关系呢？

吸烟和癌症的关系非常明确。吸烟能增加肺癌、肝癌、口腔癌、胃癌、鼻咽癌、膀胱癌、宫颈癌、乳腺癌、肾癌等多种癌症的发病风险，其中80%的肺癌由吸烟所致。我国男性吸烟率估计达64%，女性吸烟率达6%，而女性被动吸烟率高达48%。32.7%的男性癌症患者死亡是由吸烟所致，而5%的女性癌症患者死亡是由吸烟所致。因此，戒烟有助于降低自己和身边亲人发生癌症的风险。

373. 吸烟如何导致癌症呢？

烟草中含有70多种不同致癌物质，这些物质会在吸烟时经过气管进入肺，并扩散到全身其他地方。这些物质会损伤DNA遗传物质，导致细胞、组织增长失去控制，最终出现癌症。

374. 为什么有些人吸烟却并没有得癌症？

我们身边可能不难发现某些人一生吸烟却没有出现癌症，同时某些从未吸烟的人却患上了肿瘤。虽然研究已经确认吸烟会导致癌症，但这并不表明所有吸烟的人一定会患癌症，或者说所有不吸烟的人一定不会患癌症。吸烟只是会增加患癌症的风险。吸烟的人与不吸烟的人相比其出现癌症的可能性更高。这就像马路上超速行驶容易出现交通事故一样，并非超速行驶就必然会发生交通事故，也并非低速就一定不发生交通事故，这还取决于其他因素的作用。事实上近一半的吸烟者最终会死于癌症或其他与吸烟相关的疾病。约有 1/4 的吸烟者会在 35~69 岁之间死亡。

375. 感染会导致癌症吗？

研究证实大约 1/5 的癌症是由感染引起。目前确定与癌症相关的感染因素包括人乳头瘤病毒、乙肝病毒、丙肝病毒、幽门螺杆菌、EB 病毒。其中人乳头瘤病毒与宫颈癌/口腔癌以及肛门生殖道癌症、乙肝病毒和丙肝病毒与肝癌、幽门螺杆菌与胃癌、EB 病毒与鼻咽癌存在关系。31.7% 死于癌症的男性患者与感染因素有关，25.3% 死于癌症的女性患者与感染因素有关。

376. 是否应该相信某些宣传中所讲的抗肿瘤饮食？

我们常常在大量广告宣传中听过某些特殊食品或"抗肿瘤食品"，我们不应该依赖这些所谓"抗肿瘤食品"降低癌症发生风险，它们无法替代健康的平衡膳食在维持身体健康中发挥的作用。世界卫生组织建议每天至少应该摄入 400 克水果和蔬菜，预防癌症和其他慢性疾病。

377. 饮酒与肿瘤有关系吗？

饮酒能增加口腔癌、喉癌、食管癌、乳腺癌、大肠癌、肾癌、肝癌的发生。研究表明在死于肿瘤的男性患者中有 6.7% 与饮酒相关，女性患者中有 0.4% 与饮酒有关。饮酒量越大，出现癌症的风险越大。重度饮酒会导致肝硬化，从而导致肝癌的发生。

378. 多大酒量对于预防癌症来讲属于安全量？

为了预防癌症的发生，据估计男性每天最多只能饮用 70～100ml 40 度白酒（250～350ml 12 度红酒），女性最多只能饮用 50ml 40 度白酒（约 175ml 12 度红酒）。从癌症预防的角度来说应尽量避免饮酒。

379. 体力活动缺乏与癌症有关系吗？

体力活动缺乏会增加乳腺癌、大肠癌和子宫内膜癌发生风险。由于生活方式的改变，目前我国大多数人缺乏必要的体力活动和锻炼。在我国，死于肿瘤的 0.3% 的男性患者、0.2% 的女性患者与体力活动缺乏有关。通过增加活动量和锻炼身体能有效地降低癌症发生风险。

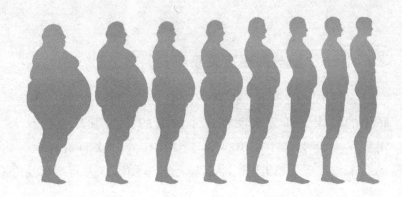

380. 如何通过锻炼和体力活动降低癌症风险?

我国将每周锻炼频率≥3次,每次≥30分钟定义为经常锻炼,未达到该标准的为偶尔锻炼。体力活动分为职业性体育活动、娱乐性体育活动和散步等。美国疾病控制中心推荐每周至少进行150分钟**中度有氧活动**,并至少进行2次全身肌肉伸展运动。

381. 肥胖与肿瘤有关系吗?

研究表明肥胖与绝经后乳腺癌、大肠癌、子宫内膜癌、食管癌、胰腺癌、肾癌、胆囊癌等20多种癌症相关。肥胖人群与正常体重人群相比,过量脂肪组织会带来较多激素和生长因子。高水平激素,如雌激素和胰岛素会增加部分肿瘤发生的风险。研究表明死于肿瘤的男性患者中有 0.06%，在女性中有 0.78% 与肥胖有关。

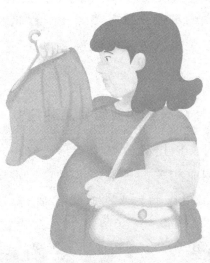

382. 如何通过控制体重降低癌症发生风险呢?

首先需要通过体质指数（曾称体重指数）公式确定体重是否在健康范围内。对于部分人来说，将体重控制在理想范围内比较困难，或许首先应该调整生活方式，健康饮食，减少饮食量并积极锻炼身体，这样能先保证体重不再增加，随后逐步降低体重。体重的控制最终能降低癌症的发生风险。目前我国居民生活水平改善，越来越多的人出现超重和肥胖，我们应该从儿童做起，加强对学生的健康教育。

383. 生殖因素和激素与癌症有关系吗?

生殖因素、绝经期后激素替代治疗和口服避孕药与乳腺癌、卵巢癌的风险关系已经比较明确。但我国，死于癌症的患者中约

0.18%与生殖因素和激素有关。这可能是因为我国绝经期妇女雌激素替代治疗约6.7%，仅约1.7%的生育妇女采用口服避孕药。为了预防乳腺癌和卵巢癌，母乳喂养和生育期妇女应避免使用口服避孕药，同时避免摄入过量雌激素。

384. 为什么有些职业容易患肿瘤?

部分职业会因长期接触致癌物质，最终出现职业相关癌症，在我国确定的与职业相关的肿瘤有8种：①联苯胺所致膀胱癌；②石棉所致肺癌、间皮瘤；③苯所致白血病；④氯甲醚所致肺癌；⑤砷所致肺癌、皮肤癌；⑥氯乙烯所致肝血管肉瘤；⑦焦炉逸散物所致肺癌；⑧铬酸盐制造业所致肺癌。在我国死于癌症的患者中2.7%以上与职业性致癌因素有关。

385. 如何预防职业相关癌症?

职业相关癌症的预防措施包括通过有效防护降低职业性致癌因素暴露水平和接触机会、替代某些强致癌物、实施医学监护和药物预防等。同时，常规体检有助于早期发现这些肿瘤病变，并及时治疗。

386. 如何早期发现肾癌?

早期肾癌患者通常没有什么不适的感觉，60%～70%的肾癌患者是无症状肾癌，通常是在健康体检时通过腹部B超或彩超检查，或由于其他疾病到医院就诊行CT、MRI检查时被发现的。因此，早期发现肾癌的最好的方法就是定期进行超声波检查，尤其是 40 岁以上的成年人，最好能每年进行一次健康体检，如果超声波检查发现异常，可进一步进行 CT 或 MRI 检查以帮助明确诊断。由于无症状肾癌患者中绝大多数都是早期肾癌，通过外科手术治疗可以治愈。这样就可以做到早诊断、早治疗，既可以节省医疗费用，又可以收到良好的治疗结果。

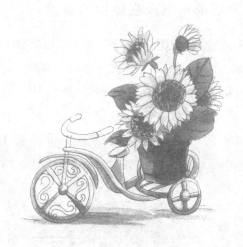

七、认识肾癌篇

387. 肾脏的形态及在体内的位置？

　　人类肾脏是两个棕红色蚕豆形器官，长 10 ~ 12cm，宽 5 ~
6cm，厚 3 ~ 4cm。位于腰部，分置于脊柱两侧。肾的外缘隆起，
内缘中部凹陷被称为肾门，有肾动脉、肾静脉、淋巴管、神经和
输尿管经此出入。肾的表面包有致密结缔组织性被膜，称为肾纤
维膜。在肾的冠状切面上，肾实质分为皮质和髓质两部分，肾皮
质位于肾实质浅层，呈暗红色，颗粒状，厚度 1 ~ 2cm。深层色

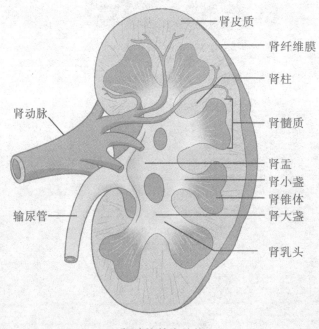

肾脏的基本结构

浅为髓质，髓质含 10~18 个肾锥体。伸入到相邻两锥体之间的皮质为肾柱。相邻的肾小盏合并成 2~3 个较大的肾大盏。肾大盏在肾窦内再合并成一个呈漏斗状的扁囊，称为肾盂。肾盂出肾门后，向下弯行，逐渐变细，平肾下端处移行为输尿管。

388. 肾脏主要有哪些功能?

肾脏主要功能是滤过血液，通过产生尿液的形式将人体内的可溶性废物及多余的水分排出体外。肾内生成的尿液，经乳头孔流入肾小盏→肾大盏→肾盂→输尿管→膀胱，再通过尿道排出体外。肾也有内分泌功能，能产生和释放影响血液形成的血细胞生成素、影响血压的肾素，协同调控生成红细胞和人体血压等功能。还能产生控制钙代谢和维生素 D 衍生物的羟胆钙化醇以及其他一些激素。

389. 什么是肿瘤?

人体组织是由多种细胞组成的，正常情况下是处在有规律的新陈代谢状态，这种有规律的生命活动维持着机体的健康。当机体在多种体内、体外致瘤因素的协同作用下，导致正常细胞从基因水平发生异常改变，不再遵循正常的规律而无限制地过度生长，医学称之为肿瘤。肿瘤分为良性、交界性和恶性。良性肿瘤多数是静止状态或缓慢增长，不造成对周围正常组织和器官的侵害，被切除后一般不复发，与恶性肿瘤的最大区别是很少危及生命。恶性肿瘤则具有生长迅速、侵袭性、转移性等生物学特性，治疗过程中仍然难以避免复发和广泛转移，危害健康，最终危及生命。交界性肿瘤的各种特性介于良性和恶性肿瘤之间。

390. 肿瘤是怎样命名的?

肿瘤根据其细胞起源及性质进行命名。人体组织细胞起源繁多，其中主要的大类：如上皮细胞，存在于身体体表的皮肤、体内脏器的腔面，如消化道黏膜，以及各种消化和代谢器官，如肝脏、胰腺、涎腺等；常见的皮肤癌、胃癌、肠癌、肝癌、胰腺癌等都属于上皮细胞起源的恶性肿瘤。其次是间叶细胞，如肌肉、脂肪、纤维、血管等软组织；常见的纤维组织细胞瘤、平滑肌瘤、间质瘤等统称为间叶来源的肿瘤。此外，还有骨、神经、淋巴造血等，当发生肿瘤时都分别依据其细胞来源和性质进行分类和命名。良性肿瘤一般称之为"瘤"，恶性肿瘤根据其细胞起源不同有不同的命名，上皮来源的称为"癌"，间叶来源的称为"肉瘤"，神经来源的称之为"母细胞瘤"等。也有一些肿瘤的使用专有名词命名，如霍奇金淋巴瘤，血管免疫母细胞性 T 细胞淋巴瘤，它们都是恶性淋巴瘤大分类中的不同类型。随着人们对肿瘤认知的不断深入，肿瘤定义和命名的概念还将继续更新，某些肿瘤因其组织学形态或生物学行为等特征难以准确表述而被定义为"恶性潜能未定"，其含义和意义在于提示它是一类具有不确定行为和**预后**的肿瘤，需要引起医患双方的共同重视，治疗后仍应定期**随访**。

391. 什么是癌症?

癌症一词泛指所有的恶性肿瘤，是一组拥有共同重要特性的不同类型的恶性疾病。癌症的英文单词为"cancer"，其中文含义之一就是巨蟹座。癌细胞的浸润性生长方式的确类似蟹爪，可以在体内肆意横行，破坏机体的正常组织和器官。

恶性肿瘤中绝大部分发生在上皮组织，病理学称其为癌，而少部分来源于间质组织，如脂肪、肌肉、纤维组织等，病理学称其为肉瘤，还有些恶性肿瘤来源于造血细胞、淋巴细胞等，病理学称其为白血病、淋巴瘤等。

392. 什么是隐匿性癌？

隐匿性癌是指依据现有的医学影像学检查无法找到原发癌病灶，但切除转移病灶病理检查或转移病灶穿刺活检病理检查结果证实为某部位癌引起的转移。医学上将这种发现不了原发病灶而出现转移的癌称为隐匿癌。如少数患者乳房内摸不到肿块，而腋窝淋巴结或内脏等部位已出现癌转移，这种乳腺癌称为隐匿性乳腺癌。

393. 什么是肾癌？

发生在肾实质（肾皮质和肾髓质）泌尿小管上皮系统的恶性肿瘤统称为肾癌，又称肾腺癌，简称为肾癌。包括起源于泌尿小管不同部位的各种肾癌类型，但不包括来源于肾间质以及肾盂上皮系统的各种肿瘤。肾癌占肾脏恶性肿瘤的 80%～90%。绝大多数肾癌发生于一侧肾脏，常为单个肿瘤，切下的肾脏做病理检查时有 10%～20% 表现为单侧多发病灶融合而成的肿瘤。肿瘤多位于肾脏的上、下两极，瘤体大小差异较大，肿瘤直径平均 7cm，常有假包膜与周围肾组织相隔。有 2%～4% 的肾癌患者表现为双侧肾脏同时或先后发病。遗传性肾癌则常表现为双侧、多发性肿瘤。发生在肾间质的恶性肿瘤医学上称为肉瘤，如肾脂肪肉瘤、肾纤维肉瘤、肾平滑肌肉瘤等。发生在肾盂的恶性肿瘤医学上称为肾盂癌。这些发生在肾间质与肾盂的恶性肿瘤特点与肾癌不同，治疗原则也有不同。

394. 肾脏常见的良恶性肿瘤有哪些？

肾脏最常见的良性肿瘤有嗜酸细胞瘤和肾血管平滑肌脂肪瘤，此外还包括肾脏乳头状腺瘤，因为此类肿瘤体积较小，常是手术切除标本偶然发现的肿瘤。常见的恶性肿瘤发生在肾实质的是肾细胞癌。它是一大类肿瘤，最主要的病理类型是透明细胞癌，其次是乳头状肾细胞癌和嫌色细胞癌。另一类常见的恶性肿瘤是发生于肾盂的尿路上皮癌，它是一类发生在尿液流出通道上的恶性肿瘤，常可伴发或随后在输尿路和膀胱上发生相同病理类型的肿瘤。

395. 什么叫转移？

恶性肿瘤细胞能够从肿瘤上脱落下来进入血液循环和淋巴系统，再播散至身体其他部位形成新的肿瘤，这个过程被称为转移。

396. 肾癌的转移途径有哪些？

肾癌可以直接侵袭肾脏周围的组织（如肾周脂肪、肾周筋膜、淋巴结）和器官（如肾上腺、肝脏、结肠或胰腺），也可以通过淋巴管、血管转移到身体其他部位形成新的肿瘤。肾癌转移大多数发生在肺脏、肾周淋巴结和骨骼。转移的肿瘤与肾脏原发肿瘤有相同的异常细胞和名称。例如，如果肾癌转移至肺脏，肺脏上的癌细胞特点仍然是肾癌细胞的特点，肺脏上的病变被称为肾癌肺转移，而不是肺癌。而伴有其他脏器或组织转移的肾癌，被称为转移性肾癌，也就是大家通常所说的晚期肾癌。

397. 什么叫分化？

原始组织、幼稚细胞逐渐发育成为成熟组织和细胞的过程称之为分化。人体正常的细胞是成熟和高度分化的形态和功能状态，而肿瘤细胞往往是幼稚的形态和功能状态。

398. 肿瘤细胞的分化程度与恶性程度有什么关系？

病理学应用肿瘤分化的概念一般是用以表述肿瘤细胞趋向成熟的程度。肿瘤细胞与正常细胞的形态越相近似，越提示肿瘤的分化比较成熟，通常表述为"高分化"，或称"分化好"。临床上大多数形态学分化好的肿瘤，恶性程度低；大多数形态分化差的肿瘤，恶性程度高；但并不是所有形态学分化好的恶性肿瘤预后都好，也不是所有分化差的肿瘤治疗效果就差。

399. 什么是病理分级？有什么临床意义？

病理学应用肿瘤的分级表述肿瘤的分化程度，采用三级表述方式：目前多数应用高分化、中分化、低分化表述，也有些肿瘤应用1级、2级、3级表述。高分级是低分化的同义词，低分级是高分化的同义词。临床上多数肿瘤符合如下的规律：分级越高，分化越差，恶性度越高，预后越差。

400. 什么叫癌基因？

细胞内含有的与癌症发生相关的基因。它是正常细胞遗传信息的组成成分之一，通常在体内是呈静止无功能的状态。当受到外界或体内某些因素的刺激，该基因会发生活化而在肿瘤发生过程中起作用。

401. 什么叫抑癌基因？

细胞内含有的能抑制癌症发生的相关基因。它是正常细胞遗传信息的组成成分之一，通常在体内是呈发挥正常抑癌功能。当受到外界或体内某些因素的刺激，该基因会发生失活而促进肿瘤的发生。

402. 流行病学上肾癌有几类？

根据患者是否有家族遗传特征，流行病学上肾癌分成家族性和散发性两大类，其中家族性肾癌是指遗传性癌症综合征累及肾脏，后者是指缺乏遗传性癌症综合征情况下的肾癌。二者在形态学上是相似的。

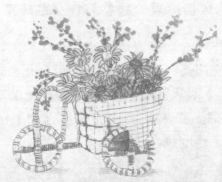

403. 什么叫肉瘤样分化或肉瘤样癌？它有什么临床意义？

根据世界卫生组织 2004 年分类，肉瘤样癌不再是一种独立的病理类型，它可以出现在任何一种肾癌的病理类型中，称为肉瘤样分化，它是指肿瘤分化差的同义词。当肿瘤中出现肉瘤样分化，提示恶性度高，**预后较差**。

404. 出现淋巴结转移就是得了淋巴瘤吗？

一些治疗前或治疗后的肿瘤患者在进行体检或影像学检查时会发现某些部位的淋巴结增大，主管医生及影像诊断医生会根据患者的症状、体征以及影像学的检查结果，综合判定有些患者为淋巴结转移。其中一些患者经淋巴结穿刺**活检**或淋巴结切除病理检查确诊为淋巴结转移。

看到淋巴结转移这个结果后，一些患者，尤其是一些得过恶性肿瘤的患者以为自己又患了淋巴瘤。其实，这是一种误解。

淋巴结转移和淋巴瘤是两种完全不同的疾病，淋巴结转移是指某部位或脏器的原发恶性肿瘤细胞离开原发部位转移到淋巴结，这往往意味着肿瘤疾病程度进入了中期或晚期。对此治疗要依据原发肿瘤的特点决定治疗方案，包括手术、化疗和放疗等。

而淋巴瘤是原发于淋巴结的恶性肿瘤，依据病变的范围又可分为早期、中期和晚期。治疗上是依据淋巴瘤的分型决定治疗方案。

405. 什么是免疫组织化学染色？

免疫组织化学染色是根据免疫学抗原抗体特异性结合的原理，用标记抗体寻找组织细胞中抗原的方法，来检测组织细胞中可能存在某种蛋白分子。当肿瘤形态不典型，需要与其他肿瘤相鉴别时需要做此类检测，进行肿瘤性质和病理类型的鉴别。

406. 如何解读免疫组化染色结果？

免疫组化染色的检测结果分为阳性、阴性、不确定。结果的表述方法并不是统一的（用文字或符号表述）。通常阳性用"+"，提示为检测到相应的蛋白分子，同时依据阳性的程度不同，辅以数字表示强度：弱阳（+）、中阳（++）和强阳（+++）。阴性结果的表述通常用"–"，提示没有检测到相应的蛋白分子。检测结果不确定经常用"+/–"，原因复杂，但至少提示对鉴别诊断没有参考意义。**免疫组化**检测结果判读是诊断病理专业性工作，需要结合组织学形态综合分析，对诊断和鉴别诊断的意义是病理医生通过最终诊断报告的文字内容体现的，而并非简单理解为"阳性"就是支持诊断，"阴性"就是否定诊断。

407. 肾癌组织内出现坏死有什么临床意义？

坏死是一种肿瘤的病理表现。恶性肿瘤因为生长快、血液供应不足，常发生肿瘤组织的缺血性坏死。肾癌组织内出现坏死的比例超过10%，提示**预后**较差。

408. 如何来看一份肾癌的手术病理报告?

一份肾癌的手术病理报告通常包括以下内容:肿瘤的病理类型和分化程度(病理分级)、肿瘤大小、侵犯范围、切缘情况。其中肿瘤大小和侵犯范围直接影响肿瘤的病理分期。切缘情况提示肿瘤在体内是否有残留。此外还有免疫表型检测信息,它是支持肿瘤病理类型分类的依据,有时也可反映肿瘤的生物学行为。

409. 什么叫增生?

细胞数目增加,称为增生。它可以是正常的生理现象,也可以是炎症刺激引起的病变,或者是肿瘤的表现之一。应根据不同的情况进行不同的处理。

410. 什么叫不典型增生?

不典型增生是指细胞数目增加伴有细胞形态的异常。所谓的细胞形态异常是指病变内细胞的形态与正常细胞有一定差异。不典型增生分成三级,包括轻度、中度和重度。其中轻度常见于炎症刺激引起,而中度和重度不典型增生常见于肿瘤发生的前期情况,需密切随诊,必要时需临床干预治疗。

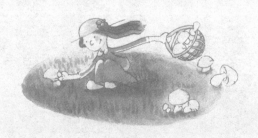

411. 在全世界范围内肾癌的发病概况怎样?

肾癌占成人全身恶性肿瘤的 2% ~ 3%。在世界范围内,各国家及地区的肾癌发病率存在巨大差异。2002 年世界卫生组织公布的北美洲、拉丁美洲、非洲、欧洲、大洋洲及亚洲各国家或地区的肾癌发病率,肾癌发病率最高的地区为欧洲,其中捷克斯洛伐克最高,男性肾癌发病率为 20/10 万人口、女性肾癌发病率为 10.2/10 万人口,东欧国家、德国、意大利、北美国家、澳大利亚及新西兰的发病率也较高。多数亚洲、非洲国家和部分南美国家发病率较低。

412. 中国人群中肾癌的发病概况怎样?

我国各地肾癌的发病率及死亡率差异也较大,据全国肿瘤

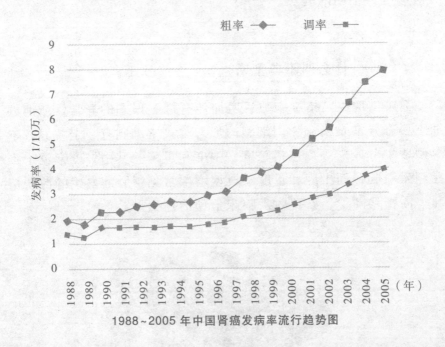

1988~2005 年中国肾癌发病率流行趋势图

防治研究办公室和国家卫生和计划生育委员会统计信息中心统计。

中国肾癌发病率有逐年增高趋势，近些年增高趋势明显。

总结发现：肾细胞癌的流行病学具有以下特点：①全世界各国或地区肾癌发病率存在巨大差别；②发达国家发病率高于发展中国家；③城市人口肾癌发病率高于农村人口；④男性发病率高于女性；⑤肾细胞癌的发病率呈逐年增高趋势。

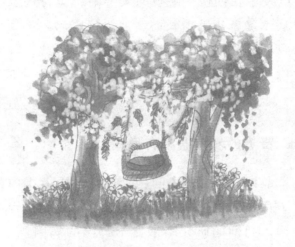

八、肿瘤病因探究篇

413. 肾癌的发病与年龄有关吗?

肾癌可以发生在任何年龄段的人群中,流行病学调查研究发现肾癌的发病率随着年龄增长而增加。但肾泌尿小管细胞从正常至癌变通常需要十几年甚至几十年的时间,因此,肾癌的患病年龄大多数集中于中老年人,高发年龄在 50~70 岁之间。

414. 肾癌的发病原因有哪些?

这是大家最为关心的一个问题,在全世界范围内,科学家们一直在各个方面研究癌症,他们试图弄清癌症的病因以及怎样去阻止它的发生。目前的研究结果显示肾癌的病因仍不十分清楚,致癌的病因较复杂,已经明确与肾癌发病相关的因素有四个:①遗传因素;②吸烟;③肥胖;④高血压或服用抗高血压药物。

415. 肾癌发病与遗传有多大关系?

在所有肾癌患者中只有 2%~4% 的患者患病与家族遗传性有关,医学上称这种肾癌为遗传性或家族性肾癌。其他绝大多数肾癌患者发病与遗传性无关,非遗传性肾癌的病因并不是十分清楚,目前能确定的相关因素只有四个,很难解释为什么有的人得了肾癌,而有的人没得。然而,可以确信的是肾癌不会通过接触传染，没有人会从别人那儿传染肾癌。

416. 为什么说肾癌发病与吸烟有关？

　　吸烟是肾癌形成的重要诱因之一。20%~30%的男性肾癌患者和10%~20%的女性肾癌患者有吸烟史。有一位国外学者将医学文献中报道的肾癌与吸烟相关性研究文章进行荟萃分析研究显示：男性吸烟患肾癌的相对风险（RR）为1.54、女性为1.22。患肾癌的风险随着吸烟量的增加而明显增加，每日吸烟量超过20支的重度吸烟者相对风险明显增加，男性为2.03、女性为1.58。吸烟年限大于30年其患病风险上升。同时发现随着戒烟时间的延长，患肾癌的风险逐渐降低，戒烟10~15年后患病风

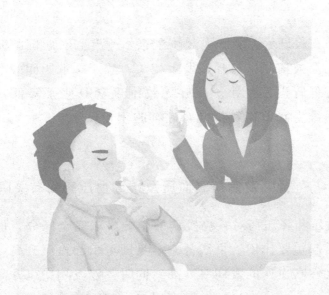

险下降 15% ~ 30%。被动吸烟者患肾癌的危险性同样增加。

417. 为什么说肾癌发病与肥胖有关？

肥胖与肾癌发生有一定的相关性。来源于挪威、瑞典的研究结果显示，身体体质指数（BMI）与肾癌发病相关，SIR = 2.3。女性重度肥胖人群患肾癌的风险更高。随着人群中肥胖者数量增加，肾癌发病增加。在美国，40%的肾癌患者与肥胖相关，欧洲为 30%。

肥胖者易患肾癌的机制尚未完全明确，可能与以下因素有关：肥胖导致脂质过氧化、影响 DNA 合成，进而引发细胞癌变；另外，肥胖能够引起激素水平改变，如类固醇激素、胰岛素样生长因子-1 及雌激素等，均与肾癌发病相关；肥胖还能引起肾血流增加、肾小球滤过率增加、肾小球动脉硬化，导致肾脏对致癌物敏感。

动物实验显示，肥胖引起雌激素水平升高、胆固醇升高、免疫细胞功能被抑制，与肾癌发生相关，给予降低胆固醇的降脂药物能够降低肾癌发生率。肥胖导致维生素 D 水平降低，而体外实验显示维生素 D 能够抑制肾癌细胞生长。

418. 肾癌发病与高血压及抗高血压药物有关吗？

高血压和降压药对肾癌发病的影响难以完全区分，但目前认为高血压起主要作用。早期肾癌本身即可引起血压升高。近年美国黑人女性高血压的发病率升高，同时肾癌发病率也升高。

有研究发现：有高血压病的人患肾癌的风险（OR）为1.75，高血压和肾癌形成及患者的死亡率有明确的相关性。

　　高血压诱发肾癌的确切机制尚不清楚，可能与以下因素有关：高血压引起肾损伤，肾小管代谢、功能发生改变，导致肾脏对相关的致癌物易感。

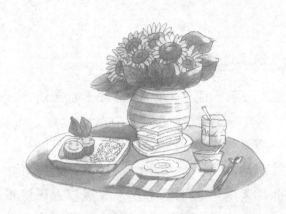

九、肿瘤患者看病流程篇

419. 如何选择就诊医院？

选择医院是看病的第一步，也是对诊断和治疗效果影响最大的。选择就诊医院应遵循：小病及时就近诊疗，大病选择三级、二级医院。小病是指常见病、多发病，可以及时到就近的社区门诊或一级医院就诊。大病是指当病情较重，诊断疑难，疗效不显著时，及时选择二级以上医院就诊。二级以上医院根据收治范围分为综合医院和专科医院。综合医院诊疗范围广，分科齐全。专科医院是专门从事某一病种诊疗，专业性强。选择二级以上医院就诊的患者可根据自身的时间、经济条件、医院的口碑，地理位置的远近，以及对服务的要求等来进行选择。

420. 如何在医院选择就诊科室？

综合性医院多按照疾病系统和部位分类，专科医院多按照治疗方法和部位分类。患者可根据所患疾病的部位和归属系统选择就诊科室。但对同一部位或系统，同时存在内、外科不同治疗科室的问题。以肿瘤患者为例，未手术治疗的初诊患者，根据病变部位选择外科手术科室就诊，手术后的患者或不能手术治疗的患者可选择放射治疗或化疗科室。患者在就诊前可以通过电话或网络查询各医院门诊科室设置，选择正确的就诊科室，避免挂错号。

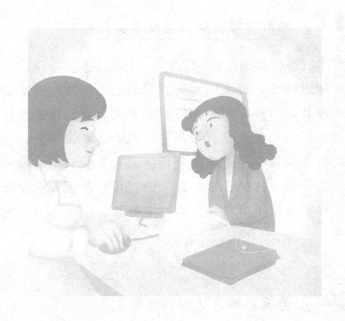

421. 如何做好就医前的准备?

　　大型医院门诊出诊医生在一个出诊单元内（半天）要接诊大量的患者，很难有充足的时间问、听、分析每一位患者。患者在就诊前应提前梳理好对病情需要了解的问题，既可以节省时间，又可以避免因临时考虑而疏漏某些重要的细节。此外，如果患者已在其他医院检查或治疗，应将已有的检查结果和病历资料带全，以便医生的进一步诊断和治疗。

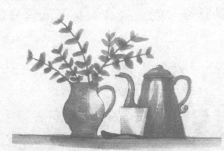

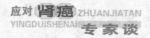

422. 如何选择普通门诊和专家门诊？

目前多数医院都设立简易门诊、普通门诊、专科门诊、专家门诊及专业组门诊、特需门诊等，以满足不同层次的需求。建议初诊患者挂普通门诊，因为初诊时无论是专家门诊还是普通门诊医生都要根据病情先让患者做相应的检验、影像检查，肿瘤性疾病还需要组织病理学检查才能确诊。患者复诊或有疑难疾病并且检查资料完善者可选择专家门诊。患者可根据医院专家介绍栏或网站上的专家介绍了解各专家的专业特长，结合自身病情选择适合的专家。

423. 选择哪种方式预约挂号？

为方便群众就医，提高医院医疗服务水平。各个医院均开展了不同的预约挂号方式来缓解窗口排队患者挂号。预约挂号方式主要包括：电话预约、网络预约和自助挂号等方式。医院电话预约和网络预约方式多与第三方公司合作，优点是有稳定的网络挂号平台，有大量的接线客服，解决患者排队挂号的困扰，但缺点是第三方公司客服缺少医学专业知识，患者在采取电话预约和网络预约前应了解医院的科室设置和挂号的号别。自助挂号是在医院挂号处、门诊大厅等显著位置放置的自助挂号机，方便患者在医院就诊后预约下次就诊时间。患者在就诊前了解就诊医院的预约挂号方式和预约挂号号别，合理安排时间挂号就诊。

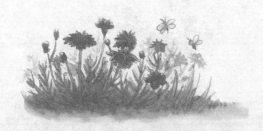

424. 如何进行电话和网络预约挂号？

统一平台电话预约和网上预约挂号采取实名制注册，用户首次预约必须注册就诊人的真实有效基本信息。电话预约可根据人工提示进行医院、科室、号别的选择来预约挂号。网络预约根据页面显示进行预约挂号。在成功预约后，注册手机会收到预约成功和唯一8位数识别码的短信。患者取号时须在医院规定时间内，出示患者身份证和8位数识别码来取号。

425. 建立就诊卡、挂号须出示患者哪些身份证明的证件？

根据卫生行政部门规定的实行实名制就诊的要求，凡到各医院门诊就诊的患者须为实名制挂号，严禁使用非患者姓名建卡、挂号。在各医院办理就诊卡时，须出示患者身份证或户口本、驾驶证、老年证等有效身份证明进行建卡挂号。此外，北京医保患者必须持北京医保社会保障卡办理就诊卡和挂号。

426. 什么是银医卡？银医卡开展哪些自助服务项目？

银医卡是银行和指定医院合作办理的联名卡，具有普通卡的所有功能，还可以在医院网站预约挂号。银医卡开展的自助服务包括：自助缴费、自助检查报告打印、自助信息查询等。银医卡的开展是实名制挂号的更好应用，也为全国开展的"先诊疗，后结算"奠定基础。

427. 为何要建立正式病案？

各地均实施门诊就诊手册，并在各医院均可使用。门诊就诊手册是由医生填写，对患者每次就诊情况、各项检查和用药情况进行记录。如果患者需要住院治疗时，部分医院要求建立正式病案。患者根据各医院要求持患者身份证或有效证件填写病案首页建立正式病案。正式病案是对住院后患者病情和诊疗过程所进行的连续性记录。正式病案一般由医院病案室统一保管。

428. 做哪些检查需要预约？

患者为确诊病情需做各种全身和专科检查。医院有些检查不能直接检查，而需要患者提前做一些准备工作，所以需要提前预约。如血液检查前需要患者空腹，肠镜检查前需要患者提前做**肠道准备**，做妇科 B 超检查时需要患者憋尿使膀胱充盈等。患者可根据检查申请单或预约通知单上的要求做好身体准备。

429. 查体时发现某项肿瘤标志物结果偏高，该如何挂号？

肿瘤的诊断不能单独依靠肿瘤标志物的检查，单次肿瘤标志物升高的意义并不大，只有动态的持续升高才有意义。如果体检发现某个或某几个肿瘤标志物持续升高，那么应提高警惕。肿瘤标志物在不同的肿瘤有不同的表现，如 CEA 常出现在肠癌、胃癌；CA19-9 常出现在肠癌、胰腺癌；CA153 常出现在乳腺癌等。如果肿瘤标志物出现升高，则需要根据肿瘤标志物提示的病变进行进一步检查。部分医院还设立防癌门诊提供体检异常结果的咨询。

430. 医保患者就诊需要做好哪些准备?

医保患者去医院看病,首先到任何医院就诊必须携带医保卡(本),以证实医保身份,进行医保结账。否则,没有医保证明者,会被默认为自费,造成医药费用无法报销。另外,就诊前应了解好各种医保规定,各种医保政策因地区不同、病种不同也会有所差异,应按照要求提前办理如转诊、特病等相关手续。

431. 医院里发的传单可信吗?

医院里发的传单不可信。候诊区里游散人员传发的传单都是非法广告,误导、欺骗了很多急于求医的患者和家属。这些广告所宣传的医疗手段不仅没有及时为患者解除病痛,反而增加其经济负担,延误了病情的及时治疗。患者应清醒地识别违法医疗广告,谨防受骗上当。医院的宣传资料一般由穿戴"志愿服务者"标识的医院工作人员发放。

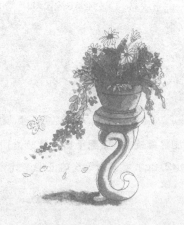

十、典型病例篇

病例一　保留肾单位手术治疗 T_{1a} 期肾癌

　　患者男性，31 岁。因"健康体检时超声检查发现右肾占位病变 1 周"来医院就诊。患者入院后，超声显示右肾内一直径 2cm 的低回声肿块，回声欠均匀。螺旋 CT 腹部平扫和增强扫描显示：右肾中部背侧见一约 1.8cm×2.2cm 类圆形肿物，CT 平扫呈等密度至略低密度灶。增强后动脉期呈明显不均匀强化，强化程度略低于肾实质，静脉期造影剂迅速排出，肿瘤强化明显低于肾实质。MRI 平扫和增强扫描检查显示：右肾肿物，直径约 2.0cm，T1WI 呈低信号，T2WI 及 T2WI 脂肪抑制均呈高信号，

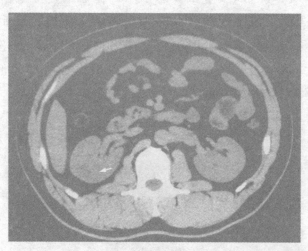

肾透明细胞癌螺旋 CT 腹部平扫（横断位）：右肾中部背侧
见一约 1.8cm×2.2cm 类圆形等至略低密度灶

增强扫描动脉期呈显著不均匀强化，实质期强化程度明显减低。全院联合会诊意见：超声、CT、MRI 检查均提示该病例具有典型透明细胞癌的特点。临床诊断为右肾癌 $T_{1a}N_0M_0$ 期。在全身麻醉下实施了肾部分切除手术，手术过程及术后恢复均顺利。术后病理回报：右肾透明细胞癌，Fuhrman Ⅱ级，肿瘤大小为 2cm，肿瘤累及肾被膜，未累及肾周脂肪，切缘净。

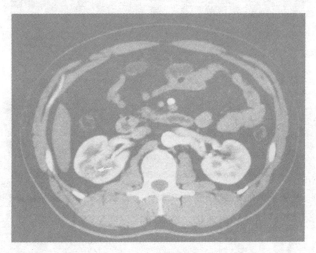

肾透明细胞癌腹部螺旋 CT 动脉期（横断位）：右肾中部背侧见一约 1.8cm×2.2cm 类圆形肿物，动脉早期呈明显不均匀强化（略低于肾实质）

病例二　根治性肾切除术治疗 T_{2a} 期肾癌

患者女性，51 岁。因"超声检查发现右肾占位病变 2 周"收治入院。超声检查提示："右肾一约 6.2cm×5.4cm 等回声肿物，回声较均匀。螺旋 CT 腹部平扫和增强扫描显示：右肾中上部可见一约 6.0cm×5.0cm 肿物，平扫密度均匀，动脉期呈轻度强化。全院联合会诊意见：超声、CT 检查均提示该病例具有肾嫌色细胞癌的特点。临床诊断为右肾癌 $T_{1b}N_0M_0$ 期。在全身麻醉下实施了根治性右肾切除术。手术过程及术后恢复均顺利。术后病理回报：右肾嫌色细胞癌，肿瘤大小为 6cm×5cm，累及肾被膜，未累及肾周脂肪，输尿管切缘净。

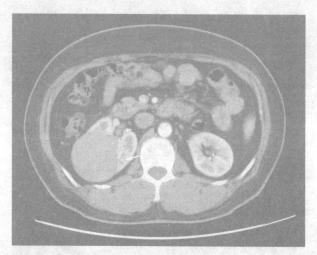

肾嫌色细胞癌腹部 CT 动脉期（横断位）：右肾肿物边缘较光滑，动脉期呈轻度强化，密度较均匀

病例三　新辅助靶向治疗联合手术治疗中期肾癌

患者女性，70 岁。健康体检时 B 超检查发现左肾肿瘤，经MRI 检查显示左肾癌伴左肾静脉瘤栓。临床诊断为左肾癌，$T_3N_0M_0$。医生建议患者进行手术治疗，但因患者害怕手术，自服中药治疗。8 个月后肿瘤增大，肿瘤大小 8.0cm×6.7cm，左肾静脉内瘤栓已经跨过身体中线进入右侧的下腔静脉内。全院联合会诊意见：临床诊断为左肾癌，$T_{3b}N_0M_0$。考虑到患者年龄大，瘤栓已经进入下腔静脉，手术风险较大。医生建议先行新辅助靶向治疗，待瘤栓缩小后再考虑是否能进行手术。在 B 超引导下行

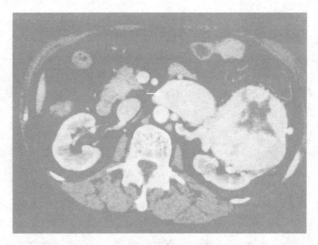

肾透明细胞癌治疗前 CT 增强扫描横断面：显示左肾一
8.0cm×6.7cm 肿瘤，强化明显，肿瘤中心有液化坏死区，左
肾静脉明显增粗，内有瘤栓

左肾肿瘤穿刺**活检**。病理结果示：透明细胞癌。2011 年 9 月开
始服用索拉非尼，400mg，2 次/日。服药 2 个月后肾肿瘤缩小至
6.7cm×5.9cm，瘤栓已经缩回至肾静脉内，准备住院手术治疗。
住院前患者已停用索拉非尼，到患者住院时已经停药 1 个多月
（停药时间稍长），结果入院后再次复查 CT 提示，肾肿瘤和静脉
瘤栓较前增大，医生与家属商议后决定继续服用索拉非尼治疗。
继续服用索拉非尼 1 个月后，复查 CT 显示左肾肿物较前缩小，
最大截面积 4.8cm×5.4cm；静脉瘤栓较前缩小，再次完全缩入
肾静脉内，最大截面积 2.0cm×5.4cm。医生决定手术治疗。患
者入院后，停用索拉非尼 1 周，实施了根治性左肾切除术，并完
整切除了肾静脉内的瘤栓。手术后患者恢复顺利。

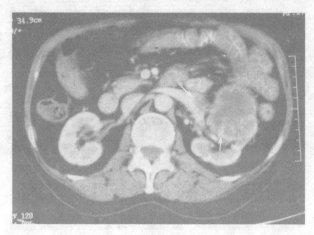

肾透明细胞癌服用索拉非尼治疗 3 个月 CT 横断面：左肾肿瘤缩小，肿瘤大小为 4.8cm×5.4cm，肿瘤中心大片液化坏死区，强化已不明显

病例四　手术联合靶向治疗肾癌肺转移

患者男性，43 岁。因"低热、乏力 6 个月"前去医院就诊。患者体温最高达 38℃，午后明显，无寒战、咳嗽、咳痰，无明显腰痛、肉眼血尿，亦无尿频、尿急、尿痛等不适。X 线胸片检查示左胸部直径 1cm 阴影，曾被考虑为肺部炎症，予抗炎治疗，但抗炎治疗 2 周后复查 X 线胸片，左肺阴影无明显变化。行双肾 B 超检查发现右肾外形增大，肾上极可见约 10cm×6.3cm 肿瘤，肿瘤形态欠规整，内血流丰富。肾加强 CT：右肾实质内可见一大小约 6.5cm×8.4cm 肿块影，平扫 CT 值 55HU；增强后不均匀强化，CT 值 75HU。腹腔及腹膜后未见增大的淋巴结。胸部加强 CT：左肺下叶圆形高密度影，直径约 1cm，可见强化。骨扫描：全身诸骨显像未见恶性肿瘤转移征象。诊断为右肾癌，左肺转

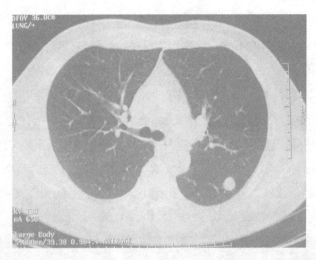

肾癌肺转移索拉非尼治疗前胸部 CT：左肺一直径 1.2cm 结节

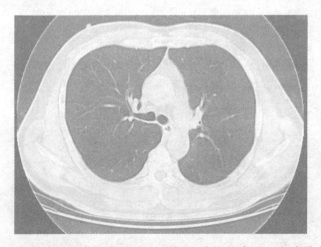

肾癌肺转移索拉非尼治疗后部分肺切除术后 4 年半胸部
CT：双肺未见明显异常

移。在全麻下行右侧减瘤性肾切除术。术后病理为右肾透明细胞癌，Fuhrman 分级Ⅱ～Ⅲ级，肿瘤大小 11.0cm×9.0cm×7.0cm，癌组织中伴大片坏死。术后曾用瘤苗、干扰素+白介素免疫治疗、顺铂+氟尿嘧啶化疗，前后治疗 4 个月无效。2007 年 2 月患者开始服用索拉非尼 400mg，2 次/日。每月复查胸部 CT，索拉非尼治疗 2 个月后，左肺转移灶缩小，服用索拉非尼 5 个月时，肺转移瘤已经明显缩小，按实体瘤疗效评价标准评定为部分缓解，但服用索拉非尼治疗 7 个月后，左肺转移灶开始增大，至服用索拉非尼治疗 11 个月时肿瘤增大至服用前状态。考虑到患者已经服用索拉非尼 11 个月，未出现新的转移病灶，遂停用索拉非尼 2 周后行肺部病灶切除术。术后继续服用索拉非尼 5 个月后停用索拉非尼，定期复查。至 2012 年 5 月（肺转移灶切除术后 4 年半）患者仍无瘤生存。

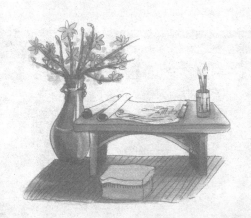

十一、名家谈肿瘤

增强"自我科学抗癌"意识

陆士新，著名肿瘤病理生理学专家，研究员，中国科学院院士

癌症已成为我国人群死因的首位，具有发病率高、死亡率高、治疗费用高等特点，因此，人们"谈癌色变"。目前，学术界普遍认为对癌症不要恐惧而要防治，癌症是"可防可治"的。肿瘤防治的关键仍然是要坚持以人为本、自我抗癌，实施预防为主、防治研相结合，大力做到肿瘤防治"三早"，即早期预防、早期诊断和早期治疗；"三早"是癌症"可防可治"的核心和基础。世界卫生组织也强调：三分之一的癌症是可以预防的，三分之一的癌症患者通过早期诊断并得到合适的治疗是可以治愈的；三分之一的癌症患者通过治疗，可以减轻痛苦，延长生命。人群的自我抗癌意识和信念至关重要，因为如无自身防癌意识，接触致癌因素而不自知，一旦患上癌症已成晚期，延误了病情。

控制癌症应当以早期预防为主，我们究竟应该怎样做才能实现"三早"呢？首先，我们要积极增强"科学自我抗癌意识"，注意在生活中远离致癌因素，并积极做到合理营养、适当运动、戒烟限酒、心理平衡等健康生活方式，自我预防癌症发生。近二十几年来，在我国食管癌、肝癌、胃癌等肿瘤高发区所进行的病因学调查研究的基础上，开展了国际上最先进的大规模人群预防研究，现在已取得可喜的成果，树立了癌症"可防"的典型，

并增强了我们对癌症可以预防的信心。

癌症的发生发展是多阶段逐渐演变的过程，在癌前病变和早期癌阶段就进行治疗是可以不发生癌症或可以被治愈的。什么是癌前病变呢？癌前病变是指人体组织中某些细胞在人体内外环境中的物理、化学、生物以及慢性炎症等刺激因素长期不停地作用下，细胞形态和分子组成发生有变成癌趋向的病理变化，再经过一段时间后，这种病变的一部分或少部分可能发展演变成癌。但是，癌前病变患者在去除物理、化学、生物以及慢性炎症等刺激因素，或给予化学干预（治疗），癌前病变可以被逆转为正常。"癌前病变"发展成侵袭性癌的过程一般需要 10 年左右的时间。如在林县我们发现食管上皮重度增生的人，经增生平治疗可以逆转为正常，成功阻断了重度增生上皮演变成癌。因此，预防及治疗癌前病变，对预防肿瘤有着积极意义。

癌前病变和器官组织的炎症与不典型增生密切相关，炎症往往伴随细胞重度增生（不典型增生，原位癌），我们已知的一些病变如：食管上皮重度增生、胃的瘢痕性溃疡、萎缩性胃炎、胃息肉、慢性支气管炎、肝细胞不典型增生、宫颈糜烂或息肉、乳房囊性腺病、乳腺导管内乳头状瘤、溃疡性结肠炎、结肠腺瘤及结肠息肉、膀胱黏膜上皮增生及化生、鼻咽部柱状上皮及不典型化生等都可视为癌前病变，上述的癌前病变的长期存在与发展就可能转变为癌症。因此，个人应积极治疗器官组织的炎症和严重增生性疾病是预防癌症的重要措施。

在生活中，我们究竟应该怎样做才能实现肿瘤的"早期发现，早期治疗"呢？首先，进行自查，要早期发现癌瘤，除医生的检查外，自我检查也是非常重要的。如乳腺癌等往往是自查发现肿块的，所以要经常进行自我检查。除自查外，要重视每年正规体检，体检也是"早期发现"癌瘤的重要途径。癌瘤"早期治疗"是非常重要的，它直接影响患者的生存；有研究表明：

肿瘤大小与手术后生存率密切相关，肿瘤直径越小相对生存率就越高，肿瘤直径越大相对生存率就越小。一旦发现肿瘤应及早到医院进行规范化治疗。但治疗肿瘤也不是什么治疗手段都用上才好，要防止"过度治疗"。

普及癌症知识是预防癌症的重要手段。在癌症防治工作中，要有更多的有关癌症方面的科学普及读物问世，以利于群众增强"自我科学抗癌"意识，来改变癌症不可预防和无法治疗的观点，并积极行动起来，做到"三早"，控制和预防癌症。

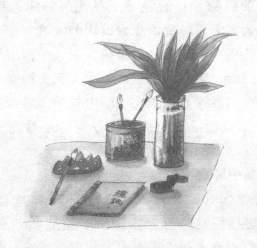

五十年来我国肿瘤防治工作的发展和体会

孙燕，著名肿瘤内科学专家，主任医师，中国工程院院士，中国医学科学院中国协和医科大学名医

回顾半个多世纪我国临床肿瘤学的发展，真有些沧桑之感。新中国成立初期，由于当时卫生的状况，肿瘤学不被重视。直到建国10年以后我国才开始重视肿瘤问题，并启动了比较全面的规划、建设和研究。我有幸在1959年调入肿瘤医院（当时称日坛医院），正好参加我国几位临床肿瘤学元老，吴桓兴教授（时任中国医学科学院肿瘤医院院长）、金显宅教授（时任中国医学科学院肿瘤医院顾问）和李冰教授（时任中国医学科学院肿瘤医院党委书记兼副院长）的领导下对我国临床肿瘤学的发展进行的讨论，并制定了以综合治疗为模式的发展方向。随之，就临床肿瘤学发展达成4项共识，即预防为主、中西医结合、基础研究与临床研究结合、综合治疗。虽然在今天，综合应用现有手段诊断、防治肿瘤已经深入人心，为国内外学术界所接受，但是这在当时的条件下就能准确把握总攻方向还是难能可贵和具有远见的。

在十年浩劫中肿瘤工作受到极大破坏。人员被下放，甚至连苦苦积累的病理标本都被埋掉。但在1972年周恩来总理冲破"四人帮"的阻挠，对肿瘤工作做出了重要指示：肿瘤是多发病、常见病；应当深入调查摸清我国的发病情况，并采取预防措施；结合我国具体情况和实践经验编写我国自己的参考书；大力开展高发区研究等等，明确了我国肿瘤学前进的方向，也成为我们开展工作的重要指导原则。

改革开放以后，我国临床肿瘤学事业得到了飞速的发展，各省市都建立了肿瘤医院，很多综合医院也成立了肿瘤科，研究工作也得到发展。

肿瘤内科治疗也已经有了很多进展，相当多的常见肿瘤，如滋养细胞肿瘤、急性白血病、睾丸肿瘤等，已经可以通过内科治疗达到根治；另一些常见肿瘤，如乳腺癌、肺癌、大肠癌、胃癌和骨肉瘤等，内科治疗也都占有相当重要的地位。此外，我们在肿瘤治疗理念方面已经有了很大进步，例如多种方法和途径的综合治疗、加强预防术后播散，特别是远处转移的内科辅助治疗研究、重视生存率和生活质量的提高等。

近10年来，不断有新的针对肿瘤受体、调控和生长关键基因的靶向药物问世，从分子、受体、信号传导等方面的研究把病因、预防和治疗很好地连贯起来。分子靶向治疗虽然在现阶段还不能完全替代传统的手术和放化疗，但其重大意义在于可以使治疗更具靶向性，更好地实现治疗个体化。而根据肿瘤的分子靶点决定治疗方案的策略与我国传统医学理论中的"辨证论治"和"同病异治、异病同治"不谋而合。靶点的诊断必然会成为未来肿瘤诊断以及个体化治疗方案制订的必要步骤。对患者的靶点监测也应该受到重视。

我们已经开始思考什么是我国临床肿瘤学的特点，其中包括：中西医结合，辨证论治——提高预见性；同病异治、异病同治——实现有的放矢；循证医学、规范化、个体化；扶正祛邪——重视宿主情况、基础疾病、免疫和骨髓功能重建等；治未病——重视预防、重视防止复发；以人为本——重视生活质量和远期结果等等。

最近，美国著名临床肿瘤学家 DeVita 在一篇题为"癌症研究200年"的文章中系统复习了有关肿瘤诊疗的进展情况。可以看出近百余年来人们对肿瘤的认识已经有了长足的进展和提高。在 20 世纪 70 年代由于综合治疗，儿童期白血病和霍奇金病的疾病特异性死亡率开始显著下降。在引入常见癌症（例如乳腺癌和结肠癌）的更好早期诊断和预防措施以及有效辅助治疗之后不久，总死亡率开始下降。所有癌症的 5 年相对生存率在通过《国家癌症法案》之前的 20 世纪 60 年代末为 38%，而现在为 68%。在美国，癌症总死亡率从 1990 年开始下降，自此以后总体已下降 24%。对 2015 年的直线推测提示，癌症死亡率的总绝对下降将约为 38 个百分点。所以，我们对制服肿瘤的前景应当是乐观的，但这无疑需要几代人艰辛的努力。

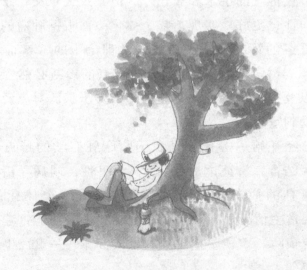

少吃多动　预防肿瘤

程书钧，著名实验肿瘤、肿瘤化学和遗传毒理学专家，研究员，中国工程院院士

科学研究表明，终身维持健康的体重是预防肿瘤最有效的措施之一。超标体重和过于肥胖，会促进某些肿瘤发生，包括食管癌、胰腺癌、结直肠癌、肾癌、子宫内膜癌和绝经后的乳腺癌。肥胖是这些肿瘤发生的非常重要的促进因素。肥胖和体重超标还会增加许多慢性病（如高血压、脑卒中、冠心病和 2 型糖尿病）发生的机率。肥胖会影响许多激素和生长因子的水平，肥胖人群胰岛素样生长因子 1、胰岛素和瘦素水平均升高，性激素在肥胖相关肿瘤中也起重要作用，因为脂肪组织是性激素合成的重要场所，性激素水平过高可使子宫内膜癌和绝经后的乳腺癌发病率增高。肥胖者常伴有轻度炎症状态，脂肪细胞会产生一些促炎性因子，而慢性炎症会促进肿瘤发生。因此避免肥胖在肿瘤预防中占有重要地位。

如何避免肥胖？关键在少吃多动。美国有个诺贝尔生理和医学奖获得者 Brenner 讲过一段有趣的事，他说，人在古代的时候，因为生活环境很艰苦，吃的东西很不够，主要靠打猎为生，所以他老是到处要找吃的。多少年、多少代传下来的人就是那些有很强吃的欲望的人，他们下丘脑逐渐形成老想吃的兴奋灶，这就是我们现代人为什么老想吃的原因。可是到了今天，诸位吃东西用不着像古代那样去找了，古代是找到什么就吃什么，现在你家里伸手就拿得到东西吃，可是我们大脑的兴奋灶还在那里，还叫我们吃、吃、吃，其实你肚子一点都不饿，只是为了满足这个兴奋

灶，你就老要吃，没有事的时候要吃，看电视也要吃，造成你营养过剩。储存过多的营养的最佳方式就是把它转化成脂肪（而不是蛋白质和碳水化合物），这种储存的能量可以很好去应对饥饿，这在古代艰苦的条件下是十分必要的，因此，过度营养转成脂肪而导致肥胖也是进化选择的结果。

导致超重的原因除吃的过多外，另一个原因就是体力活动太少。因此，合理必要的体力活动是极其重要的。研究表明，合理的体育活动，对预防和降低结直肠癌、乳腺癌、子宫内膜癌、胰腺癌、肾癌等都有良好作用。少吃多动，保持健康的体重和避免肥胖能预防和降低包括肿瘤在内许多慢性代谢疾病的发生，这是有深刻的科学道理的，是迄今为止科学上证明了的最有效的办法。人们生来就有点爱吃不爱动，我们懂得上述的科学道理后，就需反其道而行之。为了你的健康，预防肿瘤，少吃多动。

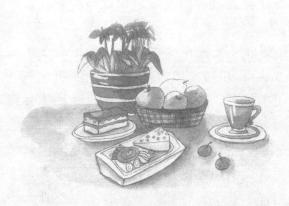

对癌症治疗的一点看法

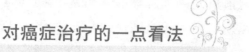

殷蔚伯，著名肿瘤放射学专家，主任医师，中国医学科学院肿瘤医院放射科首席专家

一、癌症不再是不治之症

20世纪初肿瘤患者的5年生存率只有5%，身患恶性肿瘤几乎就等于死亡，因此人们谈癌色变。为此，人类开始致力于攻克肿瘤的研究，由于诊断及治疗技术的改进与发展，癌症患者的5年生存率在不断地提高，20世纪30年代为15%，60年代为30%。近半个世纪以来，随着CT、MRI、PET-CT等各种诊断设备与技术的应用与提高，促进了对肿瘤的早诊、早治；同时在治疗方面，无论是手术、放射治疗还是药物治疗都有了飞速的发展，至20世纪90年代肿瘤患者的5年生存率提高到45%。2012年美国癌症协会发表统计报告显示：1975～1995年间在美国确诊的癌症患者治疗后5年生存率为49%，而到2001～2007年提高至67%。由于绝大多数肿瘤复发与转移发生在癌症诊治后的5年以内，因此医学上用5年生存率来表示癌症的治疗效果。对肿瘤患者来讲，生存超过5年以后再次出现复发或转移的机率就已经很低了，因此，5年生存率常常也代表着治愈率。现在我国诊治癌症的水平与国外大体相当。我们有理由相信癌症的治疗结果将来会更好。所以说癌症不再是不治之症。

不同部位的癌症治愈率有所差别，一般来说，表浅的癌症较深部脏器的癌症治愈率高，如女性乳腺癌、子宫颈癌、男性前列腺癌等治愈率高，而肺癌、胰腺癌等的治愈率相对较低。同一种癌症的早期与晚期的治愈率也不一样。早期乳腺癌、子宫颈癌、男性前列腺癌等患者的5年生存率可达90%以上，显著高于晚期患者；即使是预后差的如肺癌、食管癌也同样是早期患者的生存率显著高于晚期。所以我们倡导早期发现、早期诊断、早期治疗。当有异常发现时应尽早去医院检查。现在不少医院开展了防癌普查服务，可定期去检查。

二、癌症不是急诊

著名的肿瘤学家吴桓兴教授不断的告诫我们癌症不是急诊，他的意思是不要一诊断癌症就仓促治疗，而是强调在治疗前应进行必要的检查，制订周密的治疗方案。因为癌症的首程治疗至关重要。首程治疗不当，往往很难补救。他形象地比喻为就像剪裁衣服一样，裁的不好，很难补救。当然，患者被诊断出癌症后必然很着急，但要沉着，进行必要的检查，有时需要多学科的会诊后再进行治疗。精心地战前准备是取得胜利的重要保障。

三、现代的肿瘤放射技术

放射治疗学发展虽然已有100余年的历史，但较医学发展史而言，其历史短，不为人们所熟知。作为一名放射治疗科的医生，我愿意介绍一下现代的放射治疗学。放射治疗主要用于治疗恶性肿瘤，是治疗恶性肿瘤的三大主要手段之一（即手术、放射治疗及药物治疗）。早期放射治疗是通过放射性同位素^{60}钴产生γ射线或由直线加速器产生高能X射线和电子线来完成，也叫二维放射治疗技术，照射范围只能产生不同大小的长方形和（或）正方形照射野。但肿瘤生长的范围并不规则，放射治疗在杀灭肿瘤的同时，大量的正常组织也受到损害，导致了相应的放疗并发症。同时，为了避免对正常组织及器官产生不能接受的并发症，有时不得不减少照射剂量，致使肿瘤局部控制率下降或照射治疗后肿瘤复发率增加。

由于影像技术及电子计算机的发展，放射治疗从二维走到三维及四维治疗技术，即三维适形放射治疗、调强放射治疗、影像引导下放射治疗及自适应放射治疗等。换句话说，更准确、更精确的照射，能更好地照射肿瘤、同时更少地照射周围正常组织，其结果是提高肿瘤的治愈率，降低对正常组织的副反应。这些新技术的优势在一些肿瘤的治疗方面表现突出，如头颈部癌、前列腺癌等等。同时，这些新技术带来的是要在治疗前作更多细致的工作，如先行 CT（或 PET-CT）定位，在 CT 图像的每一层面上勾画肿瘤及一些正常器官，要用计算机软件即治疗计划系统计算出最合适的方案，因而放射治疗准备的时间相对较常规放射治疗长。近年来，发展的立体定向放射治疗，对一些小的肿瘤能治愈而无显著的副反应，如早期非小细胞肺癌等。但应该指出的是，如同所有的治疗方法一样，放射治疗也有其局限性，它也不能治疗所有癌症，需要结合每种癌症的特点，联合手术、药物治疗等方法综合治疗进一步提高疗效。

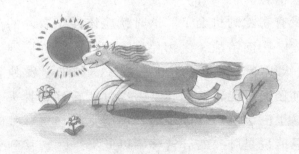

面对癌症作战的现代策略

储大同，著名肿瘤内科学专家，主任医师，中国医学科学院肿瘤医院内科首席专家

一、癌症的发生发展规律

在我们每个人的身体里，实际上都存在着不同的突变细胞。一旦身体的免疫监视功能不能发现、攻击这些突变细胞的时候，它就会由一个变两个，两个变四个，四个变八个，呈指数级增长，在很短的时间内就能变成肿瘤。直径 1.5 厘米的一个球形结节就已含有 35 亿癌细胞（3.5×10^9）了。这时候就可以被螺旋 CT、核磁共振扫描、PET/CT 等先进的仪器发现了。大家想想 35 亿癌细胞是个很大的数量！一些患者来就诊时已是癌症晚期，肿瘤细胞的计数远远超过这个数量，甚至能按斤计，肿瘤细胞数长到 12 次方，人就牺牲了。我们平常治疗肿瘤怎么治？早期可以切除，争取治愈。但当肿瘤细胞数量到 11 次方时已经转移得到处都是，没有切除的机会了。这时就应该使用有效的全身治疗手段，如化疗、靶向治疗、生物免疫治疗等，把肿瘤细胞的数量杀到 10^9 数量级以下，再想法不让它抬头。如果原发肿瘤在肺，我们称之为肺癌，可能转移到肝脏，也可能转移到骨头、转移到脑部。但是这里应该走出一个误区，癌细胞转移到肝脏的时候不能叫肝癌，只能说是肺癌的肝转移，以此类推。转移到全身各处以后，癌细胞总数量达到 11、12 次方时那是非常晚期的，因此，我们特别强调，肿瘤要早期发现，早期治疗。

二、不要谈化疗就色变，你有机会重振免疫力

一旦到了晚期，是否就完全不能治愈，就只能放弃了？当然

不是！其实，得了肿瘤，打仗的战略设计非常重要！怎么掌握好治疗手段－肿瘤组织－机体免疫力的三点平衡是一个极其重要的方面。很多人一听化疗都谈虎色变，觉得不能做。实际上我们要分析，肿瘤能够抑制机体免疫功能，肿瘤发展得越严重越抑制免疫功能！反过来，免疫功能提高了也能抑制肿瘤。比如放疗和化疗，既能够攻击肿瘤，对自己的免疫功能也是打击。所以治疗中机体的免疫功能跟治疗手段、肿瘤之间是三点平衡的关系。你不能光看放、化疗对身体的伤害。肿瘤被消灭以后，肿瘤对免疫功能的抑制就自然而然解除了。而放、化疗结束后它们对免疫功能的伤害也立即解除。所以我们任何一位患者在治疗时一定要把三点平衡的关系分析好。手术作为重要的治疗手段把肿瘤的大本营切掉，肿瘤细胞的数量急剧下降，对免疫功能的抑制一下子就被解除了。这时候再用放疗、化疗，进一步消灭残存肿瘤，虽然对免疫功能可能造成一定程度的暂时性抑制，但把肿瘤消灭以后，使肿瘤细胞的数量更进一步减少，这样肿瘤对免疫力的抑制更进一步得到解放。细细掂量如果用各种手段把转移灶中癌细胞总数减少到 3.5×10^9 以下，身体是完全有机会恢复免疫功能的！

三、利用高科技时代优势与肿瘤长期和平共处

对癌症作战的现代战争是建立在常规武器和信息网络系统高度协同配合的战略设计之上的。即科学合理地将手术、化疗、放疗与生物靶向治疗、免疫治疗、中医药治疗等有机地结合，达到全歼肿瘤并长期压住肿瘤的发生细胞（干细胞），使其永不抬头。之所以很多人的晚期肿瘤被治愈，就是因为将肿瘤细胞数量消灭到 35 亿左右后，再通过各种手段压住肿瘤干细胞并将免疫功能恢复到患肿瘤之前的状态。这时候残留肿瘤细胞的数量和机体免疫功能实际上已经达成了一个新的平衡状态。而这种平衡状态，在分子靶向治疗的时代，你如果有能力、有信心去努力，在医生的帮助下是完全可以争取实现的。也就是说，到那时你的机体与肿瘤已经成了长期和平共

处的双方，而这种状态经过努力完全可能持续一辈子。

分子靶向治疗是近年来的新生事物。由于科学家们发现了很多癌基因能驱动肿瘤的生长，因此就把它们叫做驱动基因。可喜的是也有很多新药能针对这些基因起到抑制作用，有效率都能在50%~70%，控制率都能达到80%~95%，均远远超过化疗。目前临床常用的分子靶向药物也已经有十几种。即使没有驱动基因存在的肿瘤，用一些影响微环境的靶向药物把它们的信号传导通路阻断，也能配合化、放疗作战而大大提高它们的疗效。

国际上有资料显示有些老人去世时不是因为肿瘤死亡，而是因为糖尿病、心血管疾病等原因。但在做尸检时却发现这些老人中很多人患有乳腺癌、前列腺癌等恶性肿瘤，但他们并不是死于癌症，而是死于其他疾病，这些人体内的癌细胞恰恰处于35亿左右的数量。这说明什么问题呢？说明他们生前有能力长期与这些癌症抗衡，达到一辈子和平共处的目的。在当代高科技发展的分子靶向治疗时代，就更具有做到这点的物质基础了。展望未来，让谈癌色变即将变成历史吧。

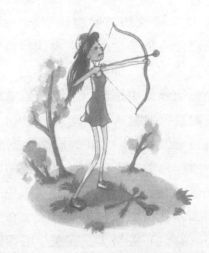

防治肿瘤，从改变自己做起

唐平章，著名头颈肿瘤外科专家，主任医师，中国医学科学院肿瘤医院前院长

说起肿瘤，大家心里不免咯噔一下，说是"谈癌色变"恐怕也不为过吧。虽然目前对肿瘤的诊治水平已经有很大提高，总体上一半以上的恶性肿瘤患者能够被治愈，但离彻底攻克它还有很长的路要走。下面结合我个人30余年的临床经验，就肿瘤预防、诊治谈一些自己的看法。

肿瘤有恶性和良性之分，良性肿瘤一般不会对生命造成太大损害，恶性肿瘤也就是我们通常说的癌症。癌症是人体生长到一定时机体细胞发生转化引起的肿瘤，生长不受限制而且容易出现转移，即使治疗后也可能复发。癌症病因复杂，其发生有些协同因素，它们或单独引起或加速癌症的发生。这些因素包括烟酒刺激、电离辐射、不当的生活方式和饮食习惯等。预防癌症的第一步就是减少这些因素的刺激。如吸烟可引起口腔癌、喉癌、肺癌等多个脏器肿瘤，过量饮酒可引起口腔癌、下咽癌、食管癌等，而长期食用腌制食品和食管癌的发生关系密切。特别是大量烟酒刺激，临床上可见有的患者每天喝半斤到一斤酒，吸1~2包烟。下咽和食管黏膜在长期刺激下发生病变导致癌症的多点发生。电离辐射虽然普遍存在于我们生活当中，如医院的X线检查、CT、核素扫描、家庭装修中的不合格石材等，我们也基本上不会想到过多接触会对自身造成什么影响，但甲状腺癌、白血病的发生与它的确有明显关系，尤其是对胎儿、儿童影响最大。1986年，前苏联切尔诺贝利核事故就是个例证，事故发生后的二十年间，

该地区周边儿童的甲状腺癌发生率升高了几十倍。还有不良的饮食习惯，如吃饭太快、经常吃烫得食物、偏食、不爱吃水果等，均会对上消化道黏膜产生不良影响。预防癌症，还要保持健康向上的生活态度，经常锻炼身体，培养乐观的心态。积极乐观的情绪可以调节因压力而分泌的皮质醇和肾上腺素等激素的水平，增强机体免疫力。而有积极乐观心态的人身心更健康，死于心血管疾病的机率更低，肺部功能也更健全。预防癌症，应当定期体检，做到早诊、早治。有些癌症也有一定遗传性和家族性，癌症患者的子女较普通人得癌的机率更大，因此应当定期**筛查**，发现后尽早处理，治疗效果也会比较理想。

如果已诊断明确是癌症，应当如何应对呢，有四点建议提供给大家：

首先，建议初次就诊患者应当在有肿瘤治疗经验的正规医院就诊，切莫病急乱投医。对肿瘤的初次治疗十分关键，但由于国内医疗条件地区差异较大，不规范治疗屡见不鲜，患者可能因此而遭受多次治疗的苦痛，疗效一次比一次差。此外，误信游医、偏方、小广告，这些常常含有"包治""不用手术、放化疗""即刻缓解痛苦""祖传秘方"等诱人宣传，经常散布于医院周围，不仅给上当者造成经济巨大损失，更重要的是贻误最佳治疗时机，早期变晚期，能治疗的变成不治之症。目前治疗肿瘤的主要方法包括手术、放疗、化疗、分子靶向治疗等，主要根据患者的个体状况，肿瘤的部位、类型、分期采用不同的治疗方法。如早期喉癌可采用单纯手术、单纯放疗或激光治疗的方法，而晚期喉癌应用手术和放疗相结合的综合治疗；绝大部分甲状腺癌可单纯手术治疗，无需放、化疗，如病变侵犯广泛时可在甲状腺全切除后行[131]I核素治疗。不同肿瘤均有一定的诊治规范，我院的综合查房制度更加保证这些患者得到个体化、科学、合理和有效的治疗方案。综合查房制度是我院针对复杂、疑难或需要多学科共同讨论的病例，召集包括外科、放疗科、肿瘤内科、诊断科、病理科医师一起研讨确定治疗方案的查房制度，特别是针对像下咽癌、乳腺癌、肺癌等这些需要多学科综合治疗的病种，在查房过程中确定患者的肿瘤范围、手术切除范围、功能重建方法、放化疗时机等等，使得患者在开始治疗前就确定了完整的治疗方案。

其次，肿瘤患者治疗时应做好家庭内部计划，安排好人员和经济保障。治疗肿瘤时间短则一两周，长则数年，通常为 1~2 个月。治疗时应安排好家人进行照顾和护理，家人的陪伴和呵护也是对身心遭受癌症折磨患者的一种安慰。虽然说现在来看病不至于砸锅卖铁、出卖房子家当，全民医保也覆盖了中国 90% 以上的人口，但治疗肿瘤的费用在几千至数百万不等，诊断措施有廉、有贵，一些化疗药物每个疗程都在几万以上，对一个普通家庭也是一笔不小的花销，因癌致贫常有发生，所以应当根据患者家庭经济状况量力而行，不要影响家庭其他成员的基本生活保障，医生们也会根据患者家庭的实际情况制订相对合理的诊治方案。

再次，肿瘤患者治疗后应坚持定期复查，因为肿瘤治疗失败 50% 以上是因为复发引起，而复发多在治疗后的 5 年之内，部分复发患者还可通过治疗达到根治效果，因此建议治疗后 1~2 年内每 3 个月复查 1 次，2~5 年内每半年复查 1 次，5 年以上的患者每年复查一次，坚持严格的复查制度是提高治疗效果的另一保证。

最后，对于某些特定肿瘤，肿瘤患者应习惯和学会与瘤共存，调整心态，提高生活质量。临床表现最突出的是结节性甲状腺肿（良性），目前甲状腺肿瘤的发病率全世界都在升高，特别是结节性甲状腺肿，由于其生长缓慢，可以几年甚至几十年缓慢生长，对患者的生活及工作影响不大，而手术治疗又不易彻底切除，还存在复发可能，因此临床目前均建议观察，不必要手术。

患者应该调整心态，做到和肿瘤"和平共处"。另外，还有一些特殊类型的肿瘤，如腺样囊性癌，容易出现远处转移，也是生长缓慢，对放、化疗并不敏感，临床上尚没有行之有效的治疗措施，但肿瘤的发展非常缓慢，这段时间非常长，因此患者应当学会坦然面对，提高这段生活质量，千万不要自己吓唬自己。

总之，肿瘤的防治都要必须从改变自己做起，谚语说"自助者，天助之"也就是这个意思，不仅要保持乐观向上的心态，健康良好的生活方式，尽量节制烟酒等不良刺激，更要在患病后保持清醒的头脑，做好长期抗癌的准备，在正规的医院制订科学合理的治疗方案，并定期**随访**。相信这些措施一定能达到目前最好的治疗效果！

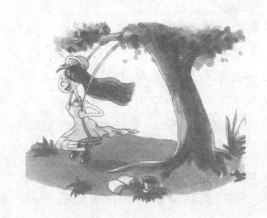

勇气创造奇迹　科学铸造明天

赵平，著名腹部肿瘤外科专家，主任医师，全国政协委员，中国医学科学院肿瘤医院前院长

刘晓林先生是一位优秀的教师，他培养的学生可谓桃李满天下。然而，这位受人爱戴的人却突遭横祸，使他陷入苦难之中。去年过生日，一杯酒下肚，刘晓林先生感到胃部灼痛。他的一个学生安排他去一家医院做检查，这位学生是这家医院的院长，为老师跑前跑后。做胃镜时发现老师的胃窦部有溃疡，**活检病理证实是腺癌**。尽管她没有告诉老师真相，刘晓林先生还是从那张苦笑的脸上发现了破绽。刘晓林先生偷偷从病例中看到那些可怕的字眼，犹如晴天霹雳，晕倒在医院。他不能相信自己得了癌症，他一生没有做过坏事，也没有休过一天病假，怎么会"突然得了癌症？"一定是医院搞错了。他又去了几家医院，医生们都说第一医院的诊断是准确的。刘老师顿时觉得世界马上陷入黑暗与恐怖之中。尽管家人苦苦相求、相劝，朋友送来的补品堆满房间，刘晓林先生还是惶惶不可终日，茶饭难进。他有时觉得如果不吃饭也许会饿死肿瘤，他整天抱着肿瘤书籍苦苦探寻，祈望找到治疗癌症的绝招。然而，他却始终没有听从医生的劝导去做手术治疗。表姐告诉他，"癌症一做手术就会扩散全身。你姐夫要是不做手术也不会死的那么快！"肿瘤医院门口有不少"热情的人"推荐治疗癌症的祖传秘方，他们许诺包管治好刘老师的病，还向他出示已经治愈癌症患者的心得体会。刘老师彻底迷茫了，在困惑中花掉几万块钱也没有觉得见效。有个得甲状腺癌的同学已经活了5年，在他的劝导下，刘晓林去青海的一个寺庙求助保

佑，据说不少癌症患者喝了那里的"圣水"后癌症消失了。折腾了几个月，有一天刘晓林发现大便呈柏油状，同时他感到心慌、气短，家人看他面色苍白，出冷汗，把他送进医院，送进手术室。手术中发现胃癌已经扩散，并转移到肝脏。最佳的治疗时机不幸被错过了。

导医的忠告：癌症的发病率受社会发展的影响在继续上升，尤其是人口老龄化和工业化进程导致癌症的新发人数与年俱增。当我们不幸患了癌症，重要的是不能被吓倒。癌症是可以治愈的，世界卫生组织提出 40% 的癌症通过早诊、早治可以治愈，可以长时间生存。因此，癌症不等同于死亡。刘老师如果得知患高血压、糖尿病，他不会面临天崩地裂的恐惧，更不会丧失理智乱投医。然而，值得注意的是现在癌症已经正式被列入慢性非传染性疾病的系列，说明许多人认为得了不治之症，被死亡的阴魂吓破了胆。美国发现在尸检时许多人患有癌症，生前没有症状或没有被诊断，说明即使身体内有肿瘤，与瘤共存也不是天方夜谭。癌症是恶魔，但是与其吓死，不如抗争求活。最近 20 年，恶性肿瘤的诊治有跨越式进步，放射治疗设备的进步使恶性肿瘤的放射更加精确和有效；放射治疗的治愈率不断提高。肿瘤内科治疗也努力规避化疗对于全身的副作用；靶向治疗的效果不断创造出惊人的奇迹。外科手术仍是肿瘤治疗的首选方案，外科对器官的人文保护使许多患者减少残疾和心理伤害。多学科的综合治疗使治疗的方案更加合理、更加有效。作为肿瘤专科医生，我们可以说许多肿瘤已经能够治愈。虽然，对于刚刚发现肿瘤的患者，医生常常按家属的意愿用善意的"谎言"掩饰病情真相；但是并不等于医生失去治愈的信心；我们的经验不仅已经可以让许多患者得到长期的生存，而且我们已经注意到关注肿瘤患者的生活质量。保留乳房的乳腺癌手术、保留肛门的直肠癌手术都已经在临床广泛应用。微创治疗也大大减少患者的创伤而达到治疗的效果。北京的抗癌乐园有上万名会员都是癌症患者，他们不仅一起抗争癌症，而且他们还组织文艺活动、体育锻炼改善身体机能，调节心理状态，使越来越多的肿瘤患者赢得生存，也享受了生存的质量。抗癌是一场没有硝烟的战争，争取活下去，能够赢取第二次生命的人就是英雄。勇气创造奇迹，科学铸造明天。

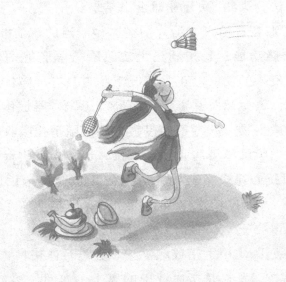

十二、名词解释

1. 备皮：手术前将手术部位按要求剃除体毛及清洁局部皮肤，以减少术后感染的机会。

2. 表皮生长因子受体（EGFR）：指正常上皮细胞/或来源于上皮组织的肿瘤细胞表面表达的一种蛋白质。它与血液中或肿瘤细胞自身分泌的一种叫做表皮生长因子的物质具有配对结构，能被表皮生长因子识别并和它结合，因此叫做表皮生长因子受体。

3. 冰冻检查：又称冰冻切片检查，即手术中将切下的组织经低温快速冷冻后行快速病理检查，是绝大多数疾病在手术中明确诊断的方法，大约30分钟即可出结果。

4. 肠道准备：检查或治疗前需要做肠道的清洁准备工作。

5. 肠屏障功能：是指肠道上皮具有分隔肠腔内物质，防止致病性物质侵入的功能。正常情况下肠道具有屏障作用，可有效地阻挡肠道内寄生菌及其毒素向肠腔外组织、器官移位，防止机体受内源性微生物及其毒素的侵害。肠道除消化吸收功能外，其功能完整的黏膜屏障可防止细菌入侵，也防止吸收毒素。

6. 常用抗心律失常药物：有奎尼丁、普鲁卡因胺、普罗帕酮（心律平）、维拉帕米（异搏定）、普尼拉明（心可定）、阿替洛尔（氨酰心安）、氧烯洛尔（心得平）等。

7. 触诊：医生用手指或触觉为患者进行体格检查的方法。

8. 电解质紊乱：是指血液中的离子，如钾、钠、碳酸氢盐、钙、镁、磷、氯出现异常升高、降低或比例失衡。出现电解质紊乱后患者会出现一系列不适症状。

9. 放射性浓聚：指病变部位摄取放射性药物高于正常组织。

10. **非实体肿瘤**：经影像学检查及触诊无法看到或扪及到的肿瘤，如白血病等。

11. **分子影像学**：是近年来出现的交叉学科，它将分子生物学和影像医学有机结合，在分子及细胞水平研究疾病的发生、发展、转归。

12. **芬太尼族**：包括芬太尼、阿芬太尼、苏芬太尼和瑞芬太尼等药物。

13. **辐射损伤**：指由电离辐射所致的急性、迟发性或慢性的机体组织损害。

14. **富含维生素 B_{12} 的食物**：包括肉类食物，但植物性食品中基本不含维生素 B_{12}。

15. **富含维生素 B_1 的食物**：有豆类、坚果类、芹菜、瘦肉、动物内脏、小米、大白菜、发酵食品等。

16. **富含维生素 B_2 的食物**：有动物内脏、猪肉、小麦粉、大米、黄瓜、鳝鱼、鸡蛋、牛奶、豆类、油菜、菠菜、青蒜等。

17. **富含维生素 B_6 的食物**：有鸡肉、鱼肉、牛肉、燕麦、小麦麸、麦芽、豌豆、大豆、花生、胡桃等。

18. **富含维生素 C 的食物**：主要是新鲜的蔬菜和水果，如西红柿、青菜、韭菜、菠菜、柿子椒、柑橘、橙子、柚子、红果、葡萄等。

19. **富含维生素 E 的食物**：有各种油料种子及植物油，如麦胚油、玉米油、花生油、芝麻油、豆类、粗粮等。

20. **富含维生素 K 的食物**：有牛肝、鱼肝油、蛋黄、乳酪、海藻、菠菜、甘蓝菜、莴苣、香菜、藕等。

21. **干性脱皮**：是指皮肤的轻度放疗反应，表现为受到照射部位的皮肤出现鳞屑样的表皮脱落，脱落处皮肤干燥，没有渗出。

22. **高蛋白、易消化和易吸收的食物**：主要包括巧克力、酸奶、蛋白粉、豆腐、鱼肉等食物。

23. **高危因素**：是指患某种疾病危险性高的因素，该因素与疾病的发生有一定的因果关系，当消除该因素时，疾病的发生机率也随之下降。

24. **根治性放射治疗**：能达到治愈肿瘤的目的，患者接受放射治疗后有希望获得长期生存的结果。

25. **功能影像学**：可以评估脏器某些功能的影像学检查手段，如 PET-CT 等。

26. **骨髓抑制**：是指骨髓中的血细胞前体的活性下降，导致外周血细胞数量减少，是化疗药物的常见毒副反应。实验室检查表现为白细胞减少、血红蛋白降低、血小板减少。

27. **过敏反应**：是指已免疫的机体在再次接受相同物质的刺激时所发生的反应。反应的特点是发作迅速、反应强烈、消退较快。表现为胸闷、心悸、呼吸困难、瘙痒、皮疹等。

28. **含钾食物**：含钾丰富的水果有草莓、柑橘、葡萄、柚子、西瓜、香蕉、番茄、硬柿、龙眼、香瓜、枣子、橙子、芒果等。含钾比较丰富的蔬菜有菠菜、山药、毛豆、苋菜、大葱等。

29. **含维生素 A 的食物**：有动物肝脏、奶、胡萝卜、西红柿、柿子、鸡蛋等。

30. **含纤维素食物**：蔬菜类食物富含纤维素，如笋、辣椒、蕨菜、菜花、菠菜、南瓜、白菜、油菜等。

31. **含锌食物**：食物中含锌较多的有牡蛎、胰脏、肝脏、血、瘦肉、蛋、粗粮、核桃、花生、西瓜子等。

32. **荷瘤小鼠**：就是被移植了肿瘤的小鼠，即肿瘤小鼠模型。

33. **后装放疗**：主要用于针对宫颈癌、子宫内膜癌的放疗。先将布放射源的容器放入阴道、子宫或肿瘤内，再将放射源通过管子送入容器内而达到宫颈、子宫等部位进行的放射治疗。

34．**缓释制剂**：指口服后能够按照要求缓慢地非恒速释放药物，与相应的普通制剂比较，给药频率至少减少一半或有所减少，且能显著增加患者的顺应性或疗效的制剂。

35．**活检**：活体组织检查简称"活检"，是指应诊断、治疗的需要，从患者体内切取、钳取或穿刺等取出病变组织，进行病理学检查的技术。

36．**基础代谢**：指人在安静状态下的代谢状态。

37．**假阳性**：指由于多种原因造成将阴性结果误判为阳性，而**假阴性**则是指将真正的阳性结果误判为阴性。临床上应用的任何技术都很难做到100%正确，故偶尔会有假阳性或**假阴性**的结果。

38．**假阴性**：某项检查的结果实际上应该是阳性的，但由于操作、仪器、个人身体特性等原因导致结果呈阴性。

39．**禁忌证**：指不适宜于采用某种诊断或治疗措施的疾病或状况。

40．**巨噬细胞集落刺激因子**：是一种促进人体造血细胞增殖和分化的细胞因子，具有刺激粒细胞、单核巨噬细胞成熟，促进成熟细胞向外周血释放，并能促进巨噬细胞及嗜酸性细胞的多种功能。临床主要用于预防和治疗肿瘤放疗或化疗后引起的白细胞减少症、预防白细胞减少可能潜在的感染并发症，以及促进因感染引起的中性粒细胞减少的加快恢复。

41．**开放性手术**：即传统的开刀手术，用刀从身体表面逐层切开，显露要手术的部位，通常伤口较大，创伤也较大，瘢痕大。开放性手术是相对于腔镜手术来讲，腔镜手术伤口相对要小很多，愈合也较快，损伤小。

42．**抗血小板聚集**：是指有抗血栓形成的作用。

43．**空腔脏器**：是指管腔状的器官，脏器内部含有大量空间，如胃、肠、膀胱、胆囊等。

44.**控释制剂**：是通过定时、定量、匀速地向外释放药物的一种剂型，它能使药物在血液中的浓度恒定，没有波动现象，从而更好地发挥疗效。

45.**淋巴结清扫术**：指切除某种恶性肿瘤易于发生转移或已经发生转移的某部位淋巴组织及周围的脂肪、神经、血管等组织的手术。

46.**咯血**：是指喉部、气管、支气管及肺实质出血，血液经咳嗽由口腔咯出的一种症状。

47.**弥散性血管内凝血（DIC）**：是指在某些致病因子作用下凝血因子和血小板被激活，大量可溶性促凝物质入血，从而引起一个以凝血功能失常为主要特征的病理过程（或病理综合征）。在微循环中形成大量微血栓，同时大量消耗凝血因子和血小板，继发性纤维蛋白溶解（纤溶）过程加强，导致出血、休克、器官功能障碍和贫血等临床表现的出现。

48.**免疫组化**：是应用免疫学基本原理——抗原抗体反应，即抗原与抗体特异性结合的原理，通过化学反应使标记抗体的显色剂（荧光素、酶、金属离子、同位素）显色来确定组织细胞内抗原（多肽和蛋白质），对其进行定位、定性及定量的研究，称为免疫组织化学技术。

49.**脑水肿**：指由于某种致病因素导致的脑内水分增加、脑容积增大的病理现象。

50.**凝血功能**：人的血液有自动凝固的功能，如正常情况下人受到外伤导致出血时，血液会自动凝固而止血。而某些血液病患者，血液中的促进血液凝固的因子发生异常，可出现出血不能自止的情况。

51.**腔镜检查**：利用人体天然形成的通道或通过微小切口将特殊的腔镜器械导入人体内进行的检查，如膀胱镜检查、宫腔镜检查、腹腔镜检查等。

52．**弱阿片类药物**：抗镇痛作用弱的阿片类药物，以可待因为代表。

53．**筛查**：是指通过询问、查体、实验室检查和影像学检查等方法对"健康人"针对某种或某些疾病有目的进行的检查，是早期发现癌症和癌前病变的重要途径。

54．**神经毒性**：通常是指药物的副作用。是指药物或治疗（如放射治疗）除了正常的治病作用外，对人体神经系统所带来的损伤。

55．**肾毒性**：临床表现轻重不一，轻度时可为蛋白尿和管型尿，继而可发生氮质血症、肾功能减退，严重时可出现急性肾衰和尿毒症等。肾毒性可为一过性，也可为永久性损伤。可导致肾毒性的常见药物有某些抗菌药、抗肿瘤药、解热镇痛抗炎药、麻醉药、碘化物造影剂、碳酸锂等。

56．**生化全套**：是指用生物或化学的方法来对人进行身体检查，生化全套检查内容包括：肝功能（总蛋白、白蛋白、球蛋白、胆红素、转氨酶）；血脂（总胆固醇、甘油三酯、高和低密度脂蛋白）；空腹血糖；肾功能（肌酐、尿素氮）；尿酸；乳酸脱氢酶；肌酸激酶等。

57．**生命体征**：是用来判断患者的病情轻重和危急程度的指征，主要包括有体温、脉搏、呼吸和血压，是维持生命基本征候，是机体内在活动的客观反应，是衡量机体状况的重要指标。

58．**适应证**：指某一种药物或诊断治疗方法所能诊断治疗的疾病范围或疾病状态。

59．**随访**：指医生在对患者进行诊断或治疗后，对患者疾病发展状况、治疗后恢复情况等继续进行追踪观察所做的工作。

60．**听诊**：是医生用耳或听诊器来探听人体内自行发出的声音来判断是否正常的一种诊断方法。

61．**痛阈**：是指引起疼痛的最低刺激量。痛阈的高低因人而异，且受多种因素影响，比如年龄、性别、性格、心理状态以及致痛刺激的性质等。

62．**透皮给药**：是指将药物涂抹或敷贴于皮肤表面，并通过皮肤吸收药物的一种给药方法。

63．**望诊**：医生运用视觉，对人体以及排出物进行有目的地观察，以了解健康或疾病状态。

64．**围手术期**：是指从患者决定接受手术治疗开始，直至手术后基本康复的全过程，时间在术前 5~7 天至术后 7~12 天。

65．**胃肠道反应**：本书中胃肠道反应多是指化疗药物常见副作用之一，主要表现为食欲减退、恶心、呕吐、腹胀、腹泻等。

66．**误吸**：误吸字面上讲就是错误的吸入呼吸道。吸入物可以是液体、食物、异物等，如果手术，吸入物则是胃内容物，如胃液、食物等可因呕吐而被吸入呼吸道，造成呼吸道阻塞、吸入性肺炎，甚至窒息等严重后果。

67．**纤溶酶原激活物**：是由血管内皮细胞合成、分泌、不断释放入血液一种单链糖蛋白，是凝血系统重要的监测指标。人体血液中组织纤溶酶原激活物正常值为 0.3~0.5U/ml（发色底物法）。其临床意义为：降低：提示纤溶活性降低。见于血栓前状态和血栓性疾病，如动脉血栓形成、深部静脉血栓形成、缺血性脑卒中等。升高：提示纤溶活性亢进，见于原发性和继发性纤溶亢进，如弥散性血管内凝血、急性早幼粒细胞白血病、肝病、冠心病、高脂血症、应激反应等。

68．**纤维蛋白溶解系统**：血液凝固过程中形成的纤维蛋白被分解液化的过程称纤维蛋白溶解。纤维蛋白溶解的激活物（纤溶酶原和纤维蛋白溶解酶即纤溶酶）和抑制物以及纤溶的一系列酶促反应，总称为纤溶系统。

69．**血管内皮生长因子（VEGF）**：是指一种能够刺激血管内皮细胞生长、形成新生血管的蛋白质。

70. **血生化检查**：检测除血细胞外存在于血液中的各种离子、糖类、脂类、蛋白质以及各种酶、激素和机体的多种代谢产物的含量的检查。

71. **严重血液学毒性**：是指药物对血液系统的毒性作用达到Ⅳ级（出现血红蛋白<65g/L、白细胞<$1.0×10^9$/L、中性粒细胞<$0.5×10^9$/L、血小板<$25.0×10^9$/L等改变）。

72. **药代动力学**：是定量研究药物在生物体内吸收、分布、代谢和排泄规律，并运用数学原理和方法阐述血药浓度随时间变化的规律的一门学科。

73. **要素饮食**：一种化学精制食物，含有全部人体所需的易于消化吸收的营养成分，包含游离氨基酸、单糖、主要脂肪酸、维生素、无机盐类和微量元素。主要特点：无需经过消化过程即可直接被肠道吸收和利用，为人体提供热能及营养。

74. **一过性失眠**：又称临时性失眠，是一种持续一段时间后可自行缓解的睡眠障碍。它不同于"失眠症"，多半是由心理上或精神上的原因引起，一旦消除了引起失眠的原因，就可以恢复至平日的睡眠状态。

75. **乙肝两对半**：是检查乙肝病毒感染的血清标志物。常用的乙型肝炎病毒免疫学标志物包括表面抗原、表面抗体、e抗原和e抗体、乙肝核心抗体五项，因前四项为两对抗原和抗体，加上乙肝核心抗体，故称为两对半，又称为乙肝五项。其检查意义在于：检查是否感染乙肝及感染的具体情况。

76. **应激状态**：指人体在受到刺激之后作出的反应，以便适应这个刺激变化的环境。这时候的状态称应激状态。

77. **优质动物蛋白质**：动物性食物中含有优质蛋白质、铁、锌、维生素B_2等，但缺乏维生素C，钙的含量也少。

78. **预后**：指预测疾病的可能病程和结局，只是医生们依据某种疾病的一般规律推断的一种可能性，这种可能性通常是指患者群体而不是个人。

79. **照射野**：在患者接受放疗前，医生会通过 CT 扫描进行病灶部位定位，通过电子计算机计算、规划后会在患者身体表面划定一个将要进行放射治疗的照射范围，这个被划定的区域就叫照射野。

80. **职业危险暴露**：指由于职业关系而暴露在某种危险因素中，从而有可能损害健康或危及生命的一种情况。

81. **中度有氧活动**：在运动过程中，人体吸入的氧气大体与需要的氧气相等，也称等张运动，如步行、慢跑、游泳、骑自行车、跳绳、上下楼梯、健身舞等。

82. **种植**：体腔内器官的恶性肿瘤侵及器官表面时，瘤细胞可以脱落，像播种一样种植在体腔内其他部位而形成的转移性肿瘤病灶。